现代临床全科医学

胡　伟　陈兵勇　陈　军　编著

汕头大学出版社

图书在版编目（CIP）数据

现代临床全科医学 / 胡伟，陈兵勇，陈军编著 . --
汕头 : 汕头大学出版社，2021.12
ISBN 978-7-5658-4534-5

Ⅰ . ①现… Ⅱ . ①胡… ②陈… ③陈… Ⅲ . ①临床医
学 Ⅳ . ① R4

中国版本图书馆 CIP 数据核字（2021）第 256007 号

现代临床全科医学
XIANDAI LINCHUANG QUANKE YIXUE

编　　著：胡　伟　陈兵勇　陈　军
责任编辑：郭　炜
责任技编：黄东生
封面设计：中图时代
出版发行：汕头大学出版社
　　　　　广东省汕头市大学路 243 号汕头大学校园内　邮政编码：515063
电　　话：0754-82904613
印　　刷：廊坊市海涛印刷有限公司
开　　本：710mm×1000 mm　1/16
印　　张：16.75
字　　数：220 千字
版　　次：2021 年 12 月第 1 版
印　　次：2022 年 8 月第 1 次印刷
定　　价：158.00 元
ISBN 978-7-5658-4534-5

目　录

第一章 全科医学与社区卫生服务

第一节 全科医学的概念

全科医学自20世纪60年代始，历经60多年的发展，在医疗保健体系中已占据了极其重要的地位。美国家庭医师学会1984年对全科医疗的定义："全科医疗是整合生物医学、行为科学和社会科学的一门新型医学专科，其知识和技能的核心源自传统的开业医师和以家庭为范畴的独特领域，而不以患者的性别、年龄和器官系统的疾病进行分科。"因此，全科医学是全科医疗的学术领域，具有独特的知识体系，其特点不在于知识和技能的宽广程度，而突出于它在提供服务时所秉持的整体性思维观。全科医生则是接受全科医学专门训练、综合程度较高的医学人才，主要在基层承担预防保健，常见病、多发病诊疗和转诊，患者康复和慢性病管理，健康管理等一体化服务，是居民健康的"守门人"。本节将系统介绍全科医学、全科医疗、全科医生的基本概念。

一、全科医学

全科医学又称家庭医学，是一门面向个人、家庭与社区，整合临床医学、预防医学、康复医学以及人文社会学科相关内容于一体的综合性临床二级专业学科；其范围涵盖了各种年龄、性别、各个器官系统以及各类健康问题和疾病。其主旨是强调以患者为中心、以家庭为单位、以整体健康的维护与促进为方向的长期负责式照顾，并将个体与群体健康照顾融为一体。全科医学自20世纪60年代以来在经济发达的国家和地区得到了长足发展。全科医学整合了现代生物医学、行为医学和社会医学的最新研究成果，形成独特的理论体系，其精神实质适用于所有的医学学科，但其技术方法则更适用于基层医疗卫生服务。

全科医学实现了医学模式的彻底转变，其整体性的临床思维方式指导全科医生充分利用社区内外有限的卫生资源，为社区中的个人及其家庭提供连续性、综合性、协调性、个体化和人性化的医疗保健服务，并最大限度地满足社区居民追求健康生活的需求。全科医学的研究对象主要是社区中的个人及其家庭，包括患者和健康者，就医者和未就医者，并且以人为中心、家庭为单位、社区为范围，主要研究社区中常见的健康问题。全科医学的性质属于临床医学学科，是综合性的临床医学学科，是广度上的医学专科，是与内、外、妇、儿相对等的临床二级专业学科，是一门注重艺术的人性化医学学科。

二、全科医疗

（一）全科医疗的概念

全科医疗是由全科医生所从事的医学实践活动，是将全科医学理论应用于个人、家庭和社区照顾，为个人、家庭、社区提供集预防、治疗、保健、康复、计划生育和健康教育为一体的可及、持续、综合、协调的基层医疗保健服务。它是在通科医疗的基础上，整合其他许多学科领域内容的一体化的临床专业，除了利用其他医学专业的知识外，还强调运用家庭动力学、人际关系、咨询以及心理治疗等方面的知识提供服务。它不以患者的性别、年龄、疾病的类型以及所应用的技术、方法特征来分科，而是综合内、外、妇、儿等各个临床专科的基本服务，是应用生物—心理—社会医学模式，以个人为中心、家庭为单位、社区为范围的连续性、综合性、协调性、人性化的服务，是集治疗、预防、保健、康复、健康教育和计划生育为一体的综合性医疗服务，是医疗保健系统的基础。

美国家庭医师学会对家庭医疗即全科医疗的定义是："家庭医疗是一个对个人和家庭提供持续性与综合性卫生保健的医学专业。它是一个整合了生物医学、临床医学与行为科学的宽广专业。家庭医疗的范围涵盖了所有年龄、性别，每一种器官系统以及各类疾病实体。"

（二）全科医疗的基本特征

全科医疗的基本特征包括以下 8 条。

（1）基层医疗服务。

（2）以门诊为主体的服务。

（3）以患者为中心的整体性服务。

（4）连续性服务。

（5）协调性服务。

（6）人格化服务。

（7）以个人为中心、家庭为单位、社区为范围的服务。

（8）方便、及时、经济、有效的服务。

（三）全科医疗与专科医疗的区别

1. 服务宗旨与责任不同

专科医疗负责患者疾病阶段的照顾，其服务宗旨是根据科学对人体生命与疾病本质的深入研究来认识与对抗疾病，其工作遵循"科学"的模式，其责任局限于医学科学认识与实践的范围，其最高价值是科学性，即充分体现了医学的科学性，其强调根除或治愈疾病，即为治愈医学。

全科医疗负责健康时期、疾病早期乃至经专科诊疗后无法治愈的各种病患的长期照顾，其关注的是人而不是病，无论其服务对象有无疾病（生物医学上定位的病种）或病患（有症状或不适），全科医疗都要为其提供令人满意的照顾。因此，全科医生类似于"医学服务者"与"管理者"，其工作遵循"照顾"的模式，其责任既涉及医学科学，又包括与这种服务相关的各个专业领域（如医学以外的行为科学、社会学、人类学、伦理学、文学和艺术学等），其价值既有科学性，又顾及服务对象的满意度，充分体现了医学的艺术性。此外，随着社会进步和民众健康需求的增加，基层医疗的公平性、经济性与可及性日益凸显，于是关于经济学的考虑也成为全科医疗中重要的价值之一，这更体现了医学的公益性

（表 1-1）。其强调的是对医疗服务对象的照顾，即为照顾医学。

表 1-1　专科医疗与全科医疗在哲学上的区别

类别	专科医疗	全科医疗
模式	"科学"模式	"照顾"模式
价值	科学性	科学性+艺术性+公益性
证据	科研结果	科研结果+顾客体验
方法	还原分析	整体综合（还原基础上）

2. 服务内容与方式不同

专科医疗处于卫生服务的金字塔的上部，所处理的多为生物医学上的重病，往往需要昂贵的医疗资源，以解决少数人的疑难问题，其方式为各个不同专科的高新技术。

全科医疗处于卫生服务的金字塔底层，处理的多为常见健康问题，其利用最多的是社区和家庭的卫生资源，以低廉的成本维护大多数民众的健康，并干预各种无法被专科医疗治愈的慢性疾患及其导致的功能性问题。由于这些问题往往涉及服务对象的生活方式、社会角色和健康信念，全科医生的服务方式是通过团队合作进行"一体化"的全方位管理。在全科医疗服务团队中，患者应是医护人员得力的合作伙伴，是社区/家庭健康管理目标制定与实施的积极主体之一（表1-2）。

表 1-2　全科医疗与专科医疗在具体特性上的区别

特性	全科医疗	专科医疗
服务人口	较少而稳定（1：2 500±）	大而流动性 [1：（5万~50万）]
照顾范围	宽（生物—心理—社会功能）	窄（某系统/器官/细胞）

续　表

特性	全科医疗	专科医疗
疾患类型	常见问题	疑难重症
技术	基本技术、低廉	高新技术、昂贵
方法	综合	分科
责任	持续性，生前→死后	间断性
服务内容	医防保康教计一体化	医疗为主
态度/宗旨	以健康为中心，全面管理；以人为中心，患者主动参与	以疾病为中心，救死扶伤；以医生为中心，患者被动服从

总之，全科医生相对其他专科医生而言，是医学领域的通才医生。全科医生与专科医生的不同之处不仅表现在他们的服务理念、对象、内容和范围等方面，还源于他们各自知识结构上的差别。就某一专科知识掌握的纵深度而言，全科医生不如该学科的专科医生，然而全科医生拥有多学科横向整合的知识、技能的宽度与广度，这也是其他某一专科的医生所无法企及的。

三、全科医生

（一）全科医生的定义

全科医生又称家庭医生，是执行全科医疗的卫生服务者，是对个人、家庭和社区提供优质、方便、经济有效、一体化的基层医疗保健服务，进行生命、健康与疾病的全过程、全方位负责式管理的医生。其服务涵盖不同性别、年龄的对象及其所涉及的生理、心理、社会各层面的健康问题；它应能在所有与健康相关的事务上，为每个服务对象当好健康代理人。

美国家庭医师协会对家庭医生的定义："家庭医生是经过家庭医疗这种范围宽广的医学专业教育训练的医师。家庭医生具有独特的态度、技能和知识，使其具有资格向家庭的每个成员提供持续性与综合性的医疗照顾、健康维持和预防服务，无论其性别、年龄或健康问题类型是生物医学的、行为的或社会的。这些专科医师由于其背景与家庭的相互作用，最具资格服务于每一个患者，并作为所有健康相关事务的组织者，包括适当地利用顾问医师、卫生服务以及社区资源"。

英国皇家全科医学院（Royal College of General Practitioners，RCGP）对全科医生的定义："在患者家里、诊所或医院里向个人和家庭提供人性化、基层、连续性医疗服务的医生。他承担对自己的患者所陈述的任何问题做出初步决定的责任，在适当的时候请专科医生会诊。为了共同的目的，他通常与其他全科医生以团队形式一起工作，并得到医疗辅助人员、适宜的行政人员和必要设备的支持。其诊断由生物、心理、社会几个方面组成，并为了促进患者健康而对其进行教育性、预防性和治疗性的干预。"

尽管世界各国因经济发展、文化背景和医疗体制等的不同"全科/家庭医生"的概念也存在一定差异，然而以下几点则是较为公认的全科医生的作用：①全科医生是首诊医生；②全科医生以家庭和社区为工作场所，提供以门诊为主体的医疗保健服务；③全科医生的服务不受时间、地点、性别、年龄和疾病种类影响；④全科医生是患者及其家庭所有医疗保健服务的协调者；⑤全科医生是高质量的基层卫生保健的最佳提供者与组织者。

（二）全科医生的角色

全科医生的角色归纳为以下3个方面。

1. 对患者及家庭

（1）诊疗者：负责常见健康问题的诊治和全方位全过程管理，包括疾病的早期发现、干预、康复与终末期服务；提供门诊、家庭及个别住院诊疗服务。

（2）协调者：当患者需要时，负责为其提供协调性服务，包括动用家庭、社区、社会资源和各级各类医疗保健资源；与专科医生形成有效的双向转诊关系。

（3）管理者：负责全科医疗的业务运行管理，作为社区卫生团队的核心人物，在日常医疗保健工作中管理人、财、物，协调好医际、医护、医患关系，以及与社区社会各方面的关系；组织团队成员的业务发展、审计和继续教育活动，保证服务质量和学术水平。

（4）教育者：利用各种机会和形式，对服务对象（包括健康人、高危人群和患者）随时进行深入细致的健康教育，促进健康生活方式的形成，保证教育的全面性、科学性和针对性，并进行教育效果评估。

（5）咨询者：提供健康与疾病的咨询服务，聆听与体会患者的感受，通过有技巧的沟通与患者建立信任关系，对各种有关问题提供详细的解释和资料，指导服务对象实施有成效的自我保健。

2. 对医疗保健和保险体系

（1）守门人：作为首诊医生和医疗保健体系的"门户"，为患者提供所需的基本医疗保健，将大多数患者的问题解决在社区，对少数需要专科医疗者联系有选择的会诊与转诊；作为医疗保险体系的"门户"，向保险系统登记注册，取得"守门人"的资格，并严格依据有关规章制度和公正原则、成本/效果原则从事医疗保健活动，与保险系统共同办好管理化医疗保健。

（2）团队管理及教育者：作为基层卫生团队的核心人物，在日常医疗保健工作中实施对人、财、物的管理，协调医护、医患关系，协调社区各方面的关系，组织团队成员业务发展、继续教育学术活动等，保证医疗服务质量。

3. 对社会

（1）社区健康组织与监测者：建立个人、家庭、社区健康指导，定期进行适宜的健康检查，早期发现并干预危险因素；动员组织社区各方面积极因素，协助建立与管理社区健康网络，利用各种场合做好健康促进、疾病预防和全面健康管理工作；建立与管理社区健康信息网络，运用各种形式的健康档案资料做好疾病监测和统计工作。

（2）社区/家庭成员：他们也是社区及家庭的重要一员，参与社区及家庭的各种活动，积极构建和谐的社区及家庭氛围。

（三）全科医生应具备的素质

全科医生为个人、家庭和社区提供优质、方便、经济有效、一体化的基层医疗保健服务，提供全方位、全过程负责式健康管理，必须具备以下素质：

1. 强烈的人文情感

全科医生必须具有对人类和社会生活的热爱与持久兴趣，具有服务于社区人群、与人交流和相互理解的强烈愿望和自身需求；其对患者的高度同情心和责任感不轻易改变，就像母亲对孩子的爱心一样，是无条件的、全方位的、不求索取的。与纯科学或纯技术行业的要求不同，这种人格是当好一个全科医生的基本前提。

2. 出色的管理意识

全科医生必须具有一个强者的自信心、自控力和决断力，敢于并善于独立承担责任、控制局面，也包括能平衡个人生活与工作的关系，以保障其身心健康与服务的质量；在集体环境中有自觉的协调意识、合作精神和足够的灵活性，从而能成为团队工作的实际核心，并与各有关方面保持良好的关系。

3. 执着的科学精神

全科医生是现代科学的产物，在社区相对独立的环境中更需要持有严谨的科学态度，一丝不苟地按照临床医生的诊疗程序和科学思维工作，并保持高度的敏感性，对任何疑点都不轻易放过；在对患者、家庭和社区进行教育时亦不忘科学性。为此应特别注意保持与医院及专科医生的联系。

4. 良好的沟通能力

作为全科医疗的提供者，全科医生应该熟悉群众，了解其生活状况、家庭和社区。并与其他成员进行协调配合，如上级医疗机构的专科医生、社区卫生服务机构的其他工作人员。全科医生的沟通能力培养，关系到全科医疗服务能否顺利开展。

5. 良好的应变能力

全科医疗服务对象往往是无法预测与多变的，每位就诊者都可能带来意想不到的问题，尽管大多属基本问题，但同一问题也会因人而异，更何况还有可能碰到较罕见的、复杂的或难以处理的问题，所以全科医生应有良好的人格与心理素质，并能迅速、合理、有效地处理各种健康问题。

6. 娴熟的业务技能

全科医生应该具备把服务对象作为一个整体对象来看待的服务知识，既善于处理暂时性健康问题，又能对慢性病患者、高危人群和健康人提供持续性保健。因此，必须具备临床各科及相关学科的知识与技能。

第二节　社区卫生服务

随着社会、经济、技术的发展，卫生保健事业已进入综合保健时代。综合保健是指从全人群多维健康着眼，对人的生命周期采取从促进健康、预防保健、合理治疗到康复的全面保健措施，组织发动全社会支持和参与，以达到延长健康寿命，提高和维护人的生活质量的目标。要实现综合保健的目标，必须发展社区卫生服务。

一、社区的概念与构成社区的要素

"社区"的概念最早由德国社会学家腾尼斯（F. Tonnies）在 1887 年出版的《社区与社会》一书中提出，随后美国学者罗密斯（C. R. Roomis）译成英语为 community。在我国，社区一词由费孝通于 20 世纪 30 年代从英文翻译成中文并第一次使用，其将社区定义为：社区是若干社会群体（家庭、氏族）或社会组织（机关、团体）聚集在某一地域里所形成的一个生活上相互关联的大集体。1987 年在阿拉木图召开的初级卫生保健国际会议上将社区定义为：以某种形式的社会组织或团体结合在一起的一群人。近年，我国民政部又将其定义为：社区是指聚居在一定地域范围内的人们所组成的社会生活共同体。

　　作为一种地域性社会实体的社区，与一般的行政区有联系，也有区别。有的行政区与社区在地域上可能是重合的，如某些乡、镇、街道既是一个行政区，同时因主要的社会生活是同类型的，又是社区。行政区是为了实施社会管理，人为划定的，边界清楚。社区是人们在长期共同的社会生产和生活中自然形成的，其边界是模糊的。同一社区可被划入不同的行政区，而同一行政区内也可包含着不同的社区。

　　由于社区是具有某种互动关系和共同文化维系力的人类群体进行特定的社会活动的区域，因此，我国目前所称的社区在城市一般是指街道，在农村则指乡、镇或自然村。但无论是城市还是农村的社区都至少包含以下几方面的主要构成要素。

　　（1）地域要素：社区是一个有明确边界的地理区域，它是社区存在的基本自然环境条件，为社区提供了生存空间与资源，同时也制约着生活在这一地域内人们的生产与生活，在这个区域人们从事着各种社会活动，实现着人与自然的统一。

　　（2）人口要素：社区要有一定数量的人群，这些人口不是孤立的、没有联系的个人，而是按一定结构形成社会关系、组织起来共同从事社会活动并进行不同程度沟通和互动的人群。社区人口要素的内容包括社区人口的数量、构成和分布。

　　（3）有相应的生活服务设施：社区的生活设施是社区成员的生活与生产所必需的物质条件。如住房、托儿所、养老院、卫生服务设施、办公场所、居民生活服务设施、交通通信设施、文化娱乐设施等。社区设施的完善程度及运行质量好坏是衡量一个社区发达程度的重要指标。

　　（4）特有的文化背景、生活方式及认同意识：这是社区得以发展和存在的重要因素，它是人们在社区这个特定的环境中长期从事物质与精神活动的结晶。它深入到社区生活的各个方面，深刻地反映在人们的精神生活领域中，一个社区的生活方式、风俗习惯、心理特征、行为模式、价值观等体现着社区文化，是人们对社区产生认同感、归属感的重要基础。

（5）相应的社区管理制度及管理机构：每个社区都建立相应的社区管理制度及管理机构，明确规定本社区群体、组织和成员遵守的规范和准则。以保障社区的正常运行。

二、社区的功能

社区功能是指社区工作在不断满足社会需求的进程中所发挥的作用，其基本功能有五个方面。

（一）自治功能

主要体现在社区组织和社区成员通过自我教育、自我管理、自我服务、自我约束，加强对社区公共事务和公益事业的管理和服务。

（二）整合功能

主要体现在通过对社会利益的调整和社区资源的整合，满足社区成员的物质和精神需要，融洽社区和谐的人际关系，增强社区居民对社区的亲和力和归属感。

（三）服务功能

主要体现在为社区居民各方面的生活需求提供服务和资源，包括生活服务、医疗服务、教育服务、咨询服务等。

（四）保障功能

主要体现在通过挖掘社区资源和实行社会互助，承担社会保障的具体事务。

（五）监督功能

主要体现在社区居民对社区自身日常工作的监督，目的是增强社区组织及其工作人员的自我约束力，更好地为社区居民服务。

三、社区环境与社区人群健康

社区是一个复杂的系统，从整体上看，人群的健康受到不同层次的影响而具有多重性和复杂性的特征。从社区的宏观层次分析，社区与人群健康的关系受到整个社区及相邻周边社会大环境的根本性影响，包括自然环境、社会心理环境的影响等。

社区自然环境可对居良健康产生影响，如人类周围的客观物质条件，空气、水、土壤、动物、植物、气象条件和地理环境等都对社区人群的健康有影响。社区人口数量对人群健康的影响也是显而易见的，若社区人口数量过多，超过社区人口容量时，必然会出现住房拥挤、秩序混乱、服务设施及卫生资源的相对不足等影响人群健康的状况。大规模的工农业生产在给人类社会带来巨大物质财富的同时，也带来了环境污染问题，使环境质量急剧恶化，如煤和石油的燃烧过程可产生二氧化硫、三氧化硫、氮氧化物、一氧化碳，生产过程产生的废水、废气、废渣，大量使用农药对环境所造成的广泛的污染；核设施事故造成核物质泄漏产生放射性污染、噪声、震动、微波、激光和热污染等；痛痛病、水俣病等公害病的出现及各种职业中毒、恶性肿瘤的发生率居高不下，都表明环境污染是对人类健康造成危害的重要因素。社区的交通状况与社区人群的生活息息相关，甚至影响人们的就医行为，人们可能由于交通不便而未能及时就医，最终导致疾病抢救和治疗的延误。社区的安全保障对居民的身心健康亦有影响，例如，安全建筑、安全设施、安全管理、安全制度等都与人们安全感的满足有关。

社会环境是指人类在自然环境的基础上，通过长期有意识的社会劳动所创造的人工环境。人类健康受到社会经济、生活方式与行为习惯等因素的影响。社会经济发展促进人群健康水平的提高，经济发展，物质财富不断增加，经济因素对健康的影响是肯定的。经济发达可提供更丰富的生活资料，提高居民的生活水平，通过改善人们的营养结构，提高食物的质和量，促进健康。但我们也应看到经济发展对社区人群健康带来的不利影响，如环境污染，生活方式的改变，生活节奏加快，生活紧张，生活压力事件等都是疾病产生的重要原因。生活方式与行为习惯也是影响人们的健康因素之一，如饮食习惯、嗜好、起居、运动和风俗等，这些因素，既可以起促进健康的作用，也可以损害人们的健康，我们要提倡符合人体健康的行为，对不符合人群健康的行为应加以限制和改善，如做到不吸烟、不酗酒这项促进健康的重要措施。

四、社区卫生服务

1996年12月，中共中央、国务院召开了新中国成立以来第一次全国卫生工作会议，讨论通过并于1997年1月公布了《中共中央、国务院关于卫生改革和发展的决定》。明确指出发展社区卫生服务，动员全社会和全体人群积极参加，提高全体人群的素质和健康水平；并指出"改革城市卫生服务体系，积极发展社区卫生服务，逐步形成功能合理、方便群众的卫生服务网络"。1999年国务院十部委在联合下发的《关于发展城市社区卫生服务的若干意见》中，将社区卫生服务明确定义为：社区卫生服务是社区建设的重要组成部分，是在政府领导、社区参与、上级卫生机构指导下，以基层卫生机构为主体、全科医生为骨干，合理使用社区资源和适宜技术，以人的健康为中心、家庭为单位、社区为范围、需求为导向，以妇女、儿童、老年人、慢性病患者、残疾人等为重点，以解决社区主要卫生问题，满足基本医疗卫生服务需求为目的，融预防、医疗、保健、康复、健康教育和计划生育技术服务等为一体的，有效的、经济的、方便的、综合的和连续的基层卫生服务。

社区卫生服务是一种能适应生物—心理—社会医学模式发展的新型服务模式，被国际社会公认为实施初级卫生保健的基本战略。发展社区卫生服务是满足居民基本卫生保健需求最方便、最有效的一种方式；是实现"人人享有卫生保健"，获得基本健康保障，实现卫生服务可及性与公平性的迫切要求与有效手段；同时也是增强卫生服务功能，提高卫生服务效率，提高卫生服务质量，优化卫生服务体系，有效控制医疗费用不合理增长的根本途径。

社区卫生服务工作范围包括以下内容：

（一）社区预防服务

开展社区居民健康调查，进行社区卫生诊断，向社区管理部门提出改进社区公共卫生的建议及规划，对社区爱国卫生工作予以技术指导；有针对性地开展慢性非传染性疾病、地方病、寄生虫病的健康指导、行为干预和筛查，以及高危人群监测和规范管理工作；负责辖区内计划免疫接种和传染病预防与控制工作；提供精神卫生服务和心理卫生咨询服务。

（二）医疗服务

运用适宜的中西医药及技术，开展常见病、多发病的诊疗；提供急诊服务；提供家庭出诊、家庭护理、家庭病床等卫生服务；提供会诊、转诊服务；提供社区临终关怀服务。

（三）保健服务

提供妇女、儿童、老年人、慢性病患者、残疾人等重点人群的保健服务；提供个人与家庭的连续性的健康管理服务。

（四）提供康复服务

提供慢性病患者的康复服务；提供残疾人的康复服务。

（五）健康教育

开展社区健康教育与健康促进工作，普及相关卫生知识，通过干预改变影响居民健康的生活行为与生活方式。

（六）咨询服务

开展计划生育咨询、宣传并提供适宜技术服务。

五、社区卫生服务的特点

(一) 公益性

社区卫生服务除了基本医疗服务以外，其他康复等服务都属于公共卫生的服务范围。

(二) 主动性

医院的医生是等患者上门，而社区卫生服务则是主动性服务，为公众提供上门服务及家庭病床服务。

(三) 全面性

社区卫生服务为社区全体居民提供服务。除了患者以外，亚健康人群也是它的服务对象。

(四) 综合性

社区卫生服务是多位一体的服务，除了基本医疗外，还包括预防、保健、康复、健康教育及计划生育技术指导等。

(五) 连续性

居民从出生到临终，社区卫生服务全程都提供服务。

(六) 可及性

社区卫生服务开在居民家门口，步行 15 分钟就能到达，方便居民看病。社区卫生服务提供基本医疗服务，药品是基本药品，技术是适宜技术，价格比大医院要低，这种服务是居民能够承担得起的。

六、我国社区卫生服务体系

我国社区卫生服务体系是由社区卫生服务指导中心、社区卫生服务中心、社区卫生服务站三级构成。

（一）社区卫生服务指导中心

由区域中的二级甲等及以上医院承担，主要任务是：社区卫生服务人员的业务进修、医学院校毕业生毕业后教育、接受社区卫生服务中心的转诊患者、社区卫生服务的科研与教学工作等。

（二）社区卫生服务中心

社区卫生服务中心一般与城市街道办事处所管辖的范围一致，提供社区基本公共卫生服务和社区基本医疗服务。至少设日间观察床 5 张；根据当地医疗机构设置规划，可设一定数量的以护理康复为主要功能的病床，但不得超过 50 张。设置临床科室、预防保健科室、医技及其他科室；建筑面积不少于 1000 m^2，布局合理，充分体现保护患者隐私、无障碍设计要求；具备开展社区卫生服务工作的基本设备。社区卫生服务中心以辖区内每万人至少配备 2 名全科医生，医护比为 1 : 1。

（三）社区卫生服务站

社区卫生服务站的服务人口一般为 10000~15000；建筑面积不少于 150 m^2，布局合理，充分体现保护患者隐私、无障碍设计要求；至少配备 2 名执业范围为全科医学专业的临床类别、中医类别执业医师，每名执业医师至少配备 1 名注册护士；有与开展的工作相应的基本设备；具备基本药物 120 种以上，包括常用急救药品与中成药。

近年来各级政府及相关部门共同努力，大力发展社区卫生服务事业，使社区卫生服务取得了飞速发展，进入了一个崭新的发展阶段。目前，全国 95% 的地级以上城市、86%的市辖区和一批县级市开展了城市社区卫生服务，社区卫生服务网络已基本形成。70%~80%的社区卫生服务机构为政府所举办。社区卫生服务根植于民众，服务于民众，是我国医疗卫生发展的朝阳事业，发展空间十分广阔。随着社会进步和现代科学技术的发展，社区卫生服务的社会作用越来越显著，呈现了医学社会化的趋势，未来将朝着整体化、综合化、多元化的方向发展。由于其对居民健康的独特作用，将受到政府和社会各界的高度重视，继续出台、完善相关的政策，完善筹资补偿机制与双向转诊制度，探索人才培养与聘用的途径，大力倡导、回归公益性，提高社区卫生服务机构的整体服务水平与人员素质，合理配置、优化、管理社会资源，继续完善社区卫生服务体系，努力满足社区居民日益增长的基本卫生保健服务需求，社区卫生服务事业会发展得更快、更好。

第三节　全科医学的发展历程

一、全科医学的发展历程

从世界医学发展的历史来看，全科医学是在近代通科医疗的基础上经过升华而产生的，其发展历程大致包括三个阶段。

（一）通科医生时代

18世纪初期欧洲开始出现少数经过正规训练且以行医为终身职业的医生，这些医生仅为少数贵族阶层服务，被称为"贵族医生"。其余大多数为公众提供疾病治疗的服务者被称为"治疗者"，他们将行医作为副业，大多凭自己的经验和手艺为公众提供治疗服务。18世纪中期，一些"贵族医生"随着移民潮进入北美，并以个人开业的方式面向公众提供医疗服务。由于开业医生数量有限，无法满足不断增长的医疗服务需求，使得他们不得不向患者提供诸如验尿、配药、放血、灌肠、缝合等多项服务，这就是全科医生最早的雏形。19世纪初，英国

《柳叶刀》（*The Lancet*）杂志首次将这种具有多种技能的医生命名为通科医生，从此通科医疗快速发展。到 19 世纪末，通科医生一直占据着西方医学的主导地位，当时 80% 以上的开业医生都是通科医生，这些医生在社区中开展诊疗活动，为患者提供从生到死的照顾，他们熟悉公众的基本情况，经常到患者家里出诊或提供咨询，是社区居民的亲密朋友和照顾者，在社会上备受尊敬。

（二）专科化的兴起与通科医疗的衰落

19 世纪，生物学、解剖学、生理学和微生物学等基础医学学科的迅速发展，为现代医学奠定了科学基础。1910 年，美国著名教育学家亚伯拉罕·弗莱克斯纳（Abraham Flexner）发表了一篇具有历史意义的考察报告，高度肯定和热情推荐约翰·霍普金斯医学院把临床、教学和科研相结合的新型教育模式。该报告改变了医学教育的方向，从此各医学院校根据不同专科要求重新组织教学，医学从此走上了专科化发展的道路。从 1910 年到 1940 年间医学经历了第一次专科化发展的高潮。1917 年眼科学会首先成立，此后各种专科医学会相继成立，同时建立了相应的住院医师训练项目。第二次世界大战以后，科技的快速发展促进了生物医学研究的进一步深入，医学向着技术化、专科化的方向突飞猛进，综合性医院如雨后春笋般出现，专科医疗成为医学的主导。

专科医疗服务模式的成功，使得以医院为中心、以专科医生为主导、以消灭生物学疾病为目标的生物医学模式取得了统治性地位。由于医院里装备了各种先进的仪器设备，集中了一大批掌握现代医学知识和技能的专家，吸引了越来越多的患者，社区中的通科医生一度被社会冷落，数量逐渐减少，其与专科医生的比例从 1930 年的 4∶1 降到 1970 年的 1∶4，通科医疗逐渐衰落。

（三）全科医学产生的背景

20 世纪 50 年代后期，随着人口老龄化进程的加快、慢性病和退行性疾病患病率的上升以及医疗费用的过快增长，专科化服务模式的内在缺陷逐渐凸显出来，由于医院的专科越分越细，医生很少去访视和守候患者，使得医疗服务的方便性、可及性、连续性和综合性均受到了极大的挑战。提供基层医疗保健的通科医生又重新为社会所重视，人们开始呼唤通科医疗的回归。医学界的反应是迅速的，英国、美国、加拿大、澳大利亚等国相继建立了全科医师学会（学院），20世纪60—70年代，美、加两国又将该学会改名为家庭医师学会，并且将通科医生改称为"家庭医师"，将他们提供的服务称为"家庭医疗"，将其赖以实践的知识基础称为"家庭医学"。1969年，美国家庭医学委员会（American Board of Family Practice，ABFP）创立，家庭医学正式成为美国第20个医学专科，从此全科医学迈入专业化的行列。随后，美国、英国和加拿大等国又建立了相应的全科医学培训制度，全科医学在世界范围内蓬勃发展起来，所不同的是英国并未改变"通科医生"的称谓。在中国内地和香港地区，为了改变人们对"通科医生"只通不专、缺乏专业训练的印象，将"general practitioner"翻译为"全科医生"，以示其服务全方位、全过程的特点。因此全科医生和家庭医生都是指同一种医生，只是称谓不同罢了。

1972年，世界全科/家庭医师学会（World Organization of Family Doctors，WONCA）在澳大利亚墨尔本正式成立，学会热情地为世界各国全科医生提供学术和信息交流的讲坛，积极促进世界范围内全科医学的发展。在各国政府和热心人士的努力下，全科医学取得了较快发展。世界卫生组织和世界家庭医生组织指出，在21世纪，全科医生与专科医生的比例至少应达到1∶1，即平均每2000人口就要有一个全科医生，以满足民众对基层卫生保健的需求。因此，加快发展全科医学，大力培养全科医生，已经成为很多国家发展基层医疗保健的重要任务之一。

二、全科医学的发展基础

医学科学的发展受社会发展的制约与影响。全科医学的产生与发展不是偶然的，而是特定历史条件下的必然产物，是医学科学发展的必然，也是经济社会发展的必然。

（一）人口的迅速增长和老龄化进程的加快

第一次世界大战以后，各国经济条件普遍改善，人民生活水平不断提高，加之卫生事业的迅速发展，使得人民的健康水平不断提高，人口死亡率显著下降，世界人口迅速膨胀，从 1950 年的 25 亿激增到 1987 年的 50 亿，2014 年 1 月，世界人口已达到 71.57 亿。由于增长的人口相对集中于现代化的大都市中，人口过剩使生活空间过度拥挤、公共设施明显落后、生活节奏加快、人际关系紧张、竞争激烈，卫生服务供需之间出现尖锐矛盾，这种状况已成为危害公众健康的重要问题。

在世界人口迅速增长的同时，老龄化的问题日益严重，许多发达国家和部分发展中国家已经进入老龄化社会（65 岁及以上人口占总人口比例超过 7% 或 60 岁及以上人口占总人口比例超过 10%）。

根据第七次全国人口普查结果报告，2020 年 11 月 1 日零时我国大陆 31 个省、自治区、直辖市和现役军人的人口年龄构成情况，60 岁及以上人口为 264018766 人，占总人口的 18.70%。预计到 2051 年将达到 4 亿多的最高值，之后将维持在 3 亿~4 亿的规模。根据联合国预测，21 世纪上半叶，中国将一直是世界上老年人口最多的国家，占世界老年人口总量的 1/5。在一些大城市，老龄化趋势更加明显，上海、广州等老龄人口已达到或超过 18%，老龄化压力已经开始凸显。

人口老龄化是当今世界的重大社会问题。一方面，带来了老年人自身健康方面的问题，诸如营养与保健、福利与保障等。由于老年人患病率高、行动不便、经济来源有限等客观原因，促使卫生服务模式改变，以便老年人能够就近得到预防、保健、医疗和康复一体的卫生服务。另一方面亦带来一些社会经济问题，如劳动年龄人口比例下降，赡养系数增大，给社会和家庭造成了巨大压力。因此，人口过多和老龄化必然影响到卫生服务的供需变化，加剧了卫生服务供需之间的矛盾。

（二）疾病谱和死因谱变化

20世纪初期，世界各国传染病、寄生虫病、感染性疾病以及营养不良症等疾病的发病率和死亡率都很高。到20世纪中叶，随着第一次卫生革命的成功和人们营养状态的普遍改善，影响人类健康的主要问题不再是各种传染病和营养不良症，取而代之的是由不良生活方式、行为习惯和退行性病变引起的各种慢性非传染性疾病。20世纪80年代，心脑血管疾病、恶性肿瘤以及意外死亡已经成为世界很多国家共同的前几位死因。慢性非传染性疾病造成的疾病负担不断增加。在中国，个人健康状况的好转，将使工作时间增加16%，个人收入增长20%。

疾病谱和死因谱的变化对医疗服务模式提出了更高的要求。各种慢性非传染性疾病的病因和发病机制复杂，病程漫长，常涉及身体的多个系统、器官，且缺乏特异性的治疗手段。这类疾病需从改变不良生活习惯，调整心理压力，消除心理、环境和社会的致病因素等方面着手，需要的是人性化、综合性、持续性的卫生保健服务，这就导致了社会对全科医生的再次思考，重新呼唤全科医学。

（三）医学模式的转变和健康概念的扩展

医学模式又称医学观，是人们在长期的医学实践中形成的观察与处理医学问题的方法，是对疾病和健康总的特点和本质的概括，它形成于医学实践，反过来又对医学实践起着重要的指导作用。人类历史上经历了神灵主义医学模式、自然哲学医学模式、机械论医学模式、生物医学模式和生物—心理—社会医学模式。

从医学历史看，生物医学模式对现代医学的发展影响很大。生物医学的进步，使人们从生物学的观点来认识疾病和健康的关系，使人类在传染病防治上取得了重大进展。但是随着医学的发展和疾病谱的变化，生物医学模式渐渐显出其片面性和局限性。人们的卫生保健需求在不断提高，要求增进健康、延年益寿，要求保持良好的生活方式和健康的心理状态。这些变化最终促使生物—心理—社会医学模式产生。1977年，美国精神病专家恩格尔（G. L. Engle）正式提出了生物—心理—社会医学模式。其观点迅速为人们所接受，成为医学教育、医学研究、临床服务的指导思想。生物—心理—社会医学模式是系统论的思维方式，它认为人的生命是一个开放的系统，通过与周围环境的相互作用以及系统内部调控能力决定健康状况。生物医学模式时期，医生只注意到身体和疾病，而忽略了患者是一个具有心理活动的人，医生的思维仅局限于"治病不治人"的阶段，只是用药物或手术来消除疾病，而不考虑患者生活在特定的环境里，具有一定的社会关系，一定的心理状态制约着人体的生理功能。生物—心理—社会医学模式，充分地将人体与环境、人体与心理、人体与社会等因素之间的相互联系与相互作用考虑在内，必然在治疗疾病时会考虑到生物的、心理的、社会的等多方面的因素，使人们更全面地认识健康与疾病的问题。

随着社会的进步以及医学模式的转变，人们对健康的认识逐渐深化，健康的含义不再仅限于"无病"或"不虚弱的状态"，而是被赋予了更多的人文和社会内涵。1948 年世界卫生组织明确指出："健康不仅是没有疾病和不虚弱，而是身体的、精神的健康和社会适应的完美状态"。新的健康概念受到了人们的广泛认同，传统的医学理念、单纯的生物医学模式的治疗已经不能达到"身体上、精神上和社会适应上的完好状态"的目标，"医学以促进人类健康为目标"理念的实现形式——全科医学应运而生，并得到飞速的发展。

（四）卫生经济学压力和卫生改革的需要

20 世纪 60 年代以来，由于医疗服务的高度专科化和高新技术的普遍应用，世界各国普遍面临医疗费用高涨的问题。卫生资源的分布严重不均衡，这些资源有 85% 以上被用于危重病患者，仅有少部分用于成本低效果好的基层卫生服务和公共卫生服务。医疗费用的膨胀给政府、社会和个人带来了巨大的压力，然而对改善人们健康状况却收效甚微。在我国，70% 左右的人口在农村，但农村拥有的卫生资源仅占总数的 20%；在城市，卫生资源过分向大医院集中，基层医院和社区卫生服务机构人、财、物等卫生资源相当匮乏。这些卫生经济学方面的压力迫切需要深化改革，从卫生服务体系、服务模式等根本问题上寻求出路。

三、我国全科医学的发展前景

（一）全科医学的引入

20 世纪 80 年代后期，中国大陆引入了全科医学概念。1986—1988 年，当时的世界家庭医生组织（WONCA）主席拉惹古玛（Rajakumar）博士（1986—1989 年间担任主席）和李仲贤医生（Peter Lee，1992—1995 年间担任主席）几次访问北京，建议中国发展全科医学。1989 年首都医科大学成立了国内第一个全科医学培训机构——全科医学培训中心，同年 11 月，在众多国际友人的帮助下，在北京召开了第一届国际全科医学学术会议，这些事件促进了全科医学概念在国内的传播，对我国全科医学的发展起到了重要的推动作用。此后，我国继续得到了 WONCA 以及加拿大、以色列和我国台湾省等地的全科医学专家的技术支持和热情帮助，在国内外热心人士的共同努力下，全科医学开始在中国生根发芽。1993 年 11 月，中华医学会全科医学分会在北京正式成立，标志着我国全科医学学科的诞生。

（二）全科医学的发展

全科医学引入我国以后，国内专家和学者对全科医疗模式进行了大胆试点，努力探索适合中国国情的全科医学理论和实践体系。随着我国医疗卫生体制改革的不断深入和医学科学的发展，国家越来越重视全科医学的发展。自从 1997 年《中共中央、国务院关于卫生改革与发展的决定》做出"加快发展全科医学，培养全科医生"的重要决策以来，相关部门出台了一系列政策法规，为我国全科医学的发展提供了良好的政策环境，全科医学的发展步入了一个新的历史时期。2000 年卫生部颁发了《关于发展全科医学教育的意见》《全科医师规范化培训试行办法》和《全科医师规范化培训大纲（试行）》，提出了我国全科医学教育的发展目标。2006 年《国务院关于发展城市社区卫生服务的指导意见》明确提出，要"加强高等医学院校的全科医学、社区护理学科教育"。同年，人事部、卫生部、教育部等联合颁发的《关于加强城市社区卫生人才队伍建设的指导意见》还指出："有条件的医学院校要成立全科医学/家庭医学系、社区护理学系，将该类学科纳入学校重点建设学科整体规划之中""高等医学院校要创造条件积极探索全科医学研究生教育，有条件的高等学校要举办全科医学研究生学位教育"。这些文件为我国新时期全科医学的发展指明了方向。

　　近年来，随着城市社区卫生服务的深入开展，全科医疗在我国蓬勃开展起来，各地根据当地社会经济发展水平和群众的需求，充分利用现有资源，改革原有基层医院的功能，建立了不同体制、多种形式的社区卫生服务机构。据卫生部统计，截至 2020 年，全国基层医疗卫生机构 97 万个，较上年增加 1.56 万个，同比增长 1.64%。基层医疗卫生机构中，社区卫生服务中心（站）3.54 万个，较上年增加 0.04 万个，占基层医疗卫生机构的 3.65%；乡镇卫生院 3.58 万个，较上年减少 0.03 万个，占基层医疗卫生机构的 3.69%；诊所和医务室 25.98 万个，较上年增加 1.88 万个，占基层医疗卫生机构的 26.79%；村卫生室 60.88 万个，较上年减少 0.73 万个，占基层医疗卫生机构的 62.77%。在社区卫生服务机构覆盖面明显扩大的同时，各地逐渐加大人才培养的力度，积极开展社区全科医生、护士岗位培训，社区卫生人才队伍建设得到明显加强。2011 年 7 月，国务院颁发《国务院关于建立全科医生制度的指导意见》，该意见指出，到 2020 年，我国将初步建立起充满生机和活力的全科医生制度，基本实现城乡每万名居民有 2~3 名合格的全科医生。

　　在各级政府领导的关怀下，全科医学在我国的发展势头良好。目前全国多个省、自治区、直辖市建立了地方全科医学分会。2003 年 11 月成立了中国医师协会全科医学分会，自此全科医生有了自己的行业服务、协调、自律、维权、监督和管理的组织。

第四节　全科医学的特点

全科医学是一个面向个人、家庭及社区，整合临床医学、预防医学、康复医学以及人文社会学科相关内容于一体的综合性临床二级医学学科，具有基层性、人性化、综合性、持续性、协调性和可及性等鲜明特点。在全科医疗服务实践中，当遵循以家庭为单位、以社区为基础、以预防为导向、团队合作工作等基本原则。

一、基础医疗保健

人们在生活中会遇到各种各样的健康问题，如发热、头痛、失眠、情绪不好、食欲不佳和消瘦等，此时首先想到的，就是尽快寻求医生的帮助。然而，现实问题往往是，他们不清楚发生了什么问题，更不能确定究竟应该向谁求助，最好的选择是，就近找一个熟悉的、信得过的医生——全科医生，亦即他们首先应求诊的是全科医生。这里，提出了全科医学的第一个重要特点——承担起基层医学照顾的责任——基础医疗保健，即公众为其健康问题寻求卫生服务时最先接触、最经常利用的医疗保健服务。它是整个医疗保健体系的基础，也可称为首诊服务。全科医生由于长期服务于相对固定的人群，对其服务对象的基本情况较为熟悉，因此能够迅速地对服务对象的健康问题做出初步判断；对一些常见病症进行合理的处理，或根据人们的需求开展预防、保健工作，使社区居民约80%的健康问题得到满意的解决；另有部分患者可能需要更加专业的医疗服务，全科医生又能够根据其初步判断，联系、安排恰当的转诊服务。由于其可以方便地解决多数一般性健康问题，基层医疗服务在提高健康服务水平的同时，还合理降低了医疗成本。我们若将基层医疗视为整个医疗保健体系的门户，则全科医生就是这个门户的"守门人"，他担负着为社区居民提供方便而有效的医疗保健的责任。在基层医疗保障体系不健全的情况下，人们只能盲目而茫然地无论什么问题都涌向各类大型综合性医院或专科医院，综合、专科医院设备条件先进，医生技术精良，但分科过细，因此，人们在精细的分科面前，常感到相当无奈和不知所措。故应当先通过首诊医疗做出初步辨别，再开展适合的专业治疗。

二、人性化照顾

医学发展至今日，其认知模式已经发生了很大的变化，人们越来越多地认识到，我们不应当把人仅仅看作是疾病的载体，而是有血有肉、有思想、有情感的独立个体，从某种意义上讲，全科医学正是顺应这种医学模式变化而产生的。因此，全科医学十分强调重视人的感受，尊重人的个性与情感，其照顾目标不仅仅是寻找有病的器官，更重要的是维护服务对象的整体健康。为达到这一目标，在全科医疗服务过程中，医生必须将服务对象看作一个"整体人"，在充分了解服务对象的基础上，针对其生理、心理、社会生活等各个方面的情况，从维护健康、提高生活质量的角度，全面考虑其生理、心理、社会需求，选择最适宜的医学人性化照顾。全科医生通过人性化的服务，调动服务对象的主动性，使之积极参与健康维护和疾病控制的过程，从而获得良好的服务效果。

三、综合性照顾

综合性照顾是全科医学的又一重要特点，体现为"全方位""立体性"的照顾，即：服务对象不分年龄、性别和疾患类型；服务内容包含医疗、预防、保健、康复、健康教育与促进、计划生育等诸多方面；服务层面涉及生理、心理和社会文化；服务范围涵盖个人、家庭与社区。总之，要照顾到服务辖区中所有的个人、家庭、机构，无论其种族、社会文化背景、经济情况和居住环境有何不同，充分利用一切有利于服务对象的方法与手段，开展各种形式的医学照顾，包括现代医学和传统医学。因此，全科医学又被称为一体化服务。

全科医疗的服务项目主要包括诊疗、预防保健、周期性健康检查、心理咨询、医学咨询、健康教育和家庭医疗护理等。

四、持续性照顾

在人生的各个阶段，从孕育、出生到生长、发育、健壮、衰老直至死亡，有许多健康问题离不开医学照顾即持续性照顾。全科医学倡导生命全过程的服务，全科医生与服务对象建立长期的服务关系，了解其健康状况、生活习性、家庭背景、经济实力、文化、宗教和社会资源等各方面信息，能够根据服务对象各个阶段的不同问题，开展针对性的医学服务，从健康咨询、健康促进、危险因素的监控，到疾病的早、中、晚各期的长期管理，以及无论时间、地点，随时保持的持续性责任，都是全科医疗有别于专科医疗的一个重要而独有的特征。

澳大利亚皇家全科医学会（Royal Australian College of General Practitioners）1981 年出版的指导文件《全科/家庭医疗的范围》（*The Scope of General/Family Practice*），提供了全科医生应当具备的社区常见健康问题的发病率、自然史、病原及预防、早期保护和全面管理的知识，并强调了哪些是社区中经常发生的问题，哪些是严重、危险的问题，哪些是易于治疗的问题，以及导致慢性残疾的问题，可供参考。

当然，由于各国国情不同，指导文件中包含的不同生命周期中常见的生理、心理、家庭、社会问题与我国未必完全一致。随着我国全科医学事业的发展，我们期待的相关指导性文件也将陆续发布，作为全科医学工作者的工作规范及指南。

五、协调性照顾

客观地讲，全科医生不是"万能医生"，要承担好持续性、综合性、基本医疗保健责任，实现对服务对象全方位、全过程的服务，全科医生除了具备合格的医学知识和临床经验外，还必须要有良好的协调服务能力，成为动员各级各类资源服务于患者及其家庭的枢纽，即协调性照顾，做服务对象的"健康代理人"，一旦其需要，能调动多种医疗保健资源和社会力量，提供所需要的医疗、护理、精神等多方面的援助，如此方能成为民众进入医疗保健体系的守门人。

全科医生的协调作用主要表现在通过会诊、转诊和会谈等协调措施，与相关科室的医生、患者家庭等各方面合作，共同解决患者的问题，从而确保其获得医疗服务的正确、有效和高质量；也包括调动家庭、社区及社会资源帮助服务对象。

有效协调的前提是：①对问题或疾病有较准确、及时的判断，才能尽量避免可能的漏诊、误诊，甚至延误或错误的治疗与处理；②充分掌握有关的资源信息，如各相关医疗机构、医学专家的情况，家庭和社区各种资源等；③有调动所需资源的能力与渠道，有健全的双向转诊机制，平时与有关医疗机构、专科医生有良好的合作关系。

善于合理利用转、会诊制度符合医患双方的利益，对患者而言，得到了必要的诊治，对全科医生来说，也是一种学习提高的机会。应当认识到，转诊只是将服务对象的特定问题的照顾责任，暂时转移给其他医生，全科医生仍负有持续性保健的责任，因此，必须保管好转诊、会诊资料，以保证健康档案的完整性。

六、可及性照顾

如前所述，全科医疗是基层医疗保健，其服务形式通常以门诊服务为主体，因此，它首先必须是可及的，这种可及性服务应体现为一系列使人易于利用的特点——地理上的接近、时间上的及时、使用上的方便、关系上的固定、经济上的实惠和结果上的有效等。全科医疗机构必须立足于社区，贴近居民，想方设法为他们提供便捷、周到的服务，除门诊服务外，对老年人、伤残人或其他特殊需求者提供上门访视、开设家庭病床等。此外，合格的社区全科医疗机构的服务，还应得到医疗保险制度的支持，这也是可及性服务的一个重要方面。近几年来，我国正在积极推进社区卫生服务和基本医疗保险，将逐步建立起城乡居民良好的医疗保障机制，这也为全科医学的发展提供了很好的基础和契机。

七、个体—群体一体化的照顾

（一）以家庭为单位的照顾

以家庭为单位的照顾是全科医疗服务不同于其他医疗服务的最大特征。众所周知，传统意义上的临床医疗，都是以个体为服务对象，全科医学吸收了社会学关于家庭的理论与方法，重视家庭与健康的关系，因此，不仅重视个体医疗保健服务，更强调以家庭为照顾单位这一新的理念，逐步形成了较为完整的家庭医学理论体系。家庭既是全科医生的服务对象，又是其诊疗工作的重要场所和可利用的有效资源。

概括来说，"以家庭为单位的照顾"这一特征主要涉及两方面的内容：第一，个人和其家庭成员之间存在着相互作用，家庭的结构与功能会直接或间接影响家庭成员的健康，亦可受到家庭成员健康或疾病状况的影响；第二，家庭生活周期理论是家庭医学观念最基本的构架，家庭生活周期的不同阶段，会有各种重要事件和压力，若处理不当而产生危机，则可能在家庭成员中产生相应的特定健康问题，对家庭成员健康造成损害。因此，家庭医生要善于了解并评价家庭结构、功能和周期，发现其中可能影响家庭成员健康的潜在威胁，并通过适当的咨询干预使之及时化解，改善家庭功能；家庭医生也要善于动员家庭资源，协助对疾病的诊断与管理。发展适合我国国情的家庭评估和干预工具，是今后若干年内的重要课题。

全科医生若能很好地遵循以家庭为单位的照顾原则，能大大提高其健康保健服务的水平，提高民众对全科医生的信任度。通过家庭调查，可能发现一些疏漏的病史，真正的病因，甚至发现就诊者以外真正的"患者"，从而找到有针对性的干预方法。

（二）以社区为基础的照顾

全科医学不仅要面向个人和家庭，还要立足于社区，开展社区卫生服务。这包含两个方面的意义：第一，当以一定区域的人群为基础、以该人群的卫生需求为导向时，全科医疗服务内容与形式都应适合当地人群的需求，并充分利用社区资源，为社区民众提供服务；第二，把社区作为全科医学服务的一个特定对象，其目的是将社区居民的个体健康和群体健康照顾紧密结合、互相促进。全科医生的诊疗服务中，既要利用其对社区背景的熟悉去把握个别患者的相关问题，又要对从个体患者身上反映出来的群体问题有足够的认识与分析，从而通过群体性干预，提高健康保障和健康促进的水平，进而促进公共卫生事业的发展。

家庭医疗以社区为基础，受到社区内各因素的极大影响。全科医生作为社区里的一员，要能满足人们不断改变的医疗需求，快速适应变化的环境，以及调动适当的资源为患者服务。

全科医生要善于处理不明确的疾病。他们见到的患者可能有慢性病、情绪问题、急性病变（包括从较轻的或自限性疾病到那些威胁生命的疾病），又或者是有复杂的生物—心理—社会问题。最后，全科医生还要给终末期患者提供临终关怀。

全科医生可以在诊所、医院（包括急诊科）、其他的医疗场所或在家中照顾患者。全科医生应把自己视作社区医疗供给网的一部分，并且作为团队成员或团队领袖与其他人员协同合作，正确及时地将患者转诊至专科医生，同时灵活运用社区资源。

八、以生物—心理—社会模式为诊治理论基础

19世纪以来，随着预防医学、流行病学、心理学、医学哲学和医学社会学等研究的进展，医学模式已从"生物医学模式"向"生物—心理—社会医学模式"转变，当今医学界已经越来越清楚地认识到，单纯以解剖学、生物化学、微生物学、生理学等生物科学知识来解释疾病、防治疾病是远远不够的，应当把人看作包括自然环境、社会环境在内的大生态系统的一个组成部分，从生物的、心理的、社会的诸多方面来综合考察人类的健康和疾病，并采用综合的措施防治疾病、促进健康和保障生活工作。全科医学倡导的整体思维突破了传统的专科医学对待疾病的狭窄的还原论方法，强调并遵循从躯体、心理、社会等多方观察、认识和处理健康问题。

应该看到，伴随着社会经济的变化，基层医疗服务中面临的精神问题和身心疾患日益增多，全科医生经常使用各种生活压力量表检查和评价患者的心理社会问题，并全面了解其家庭和社会方面可能的支持力量，从整体上给予协调照顾。因此，生物—心理—社会医学模式已经成为全科医学服务中一套必需的、自然的

程序。

九、以预防为导向的照顾团队合作的工作方式

全科医学倡导对个人、家庭和社区健康的整体负责与全过程服务，必然将预防工作放在首位，预防为主，防治结合。全科医疗注重并实施"生命周期保健"，根据服务对象生命周期的不同阶段中可能存在的危险因素和健康问题，提供一、二、三级预防。全科医生从事的预防多属于"临床预防"，即在其日常临床诊疗活动中对服务对象及其家庭提供随时随地的个体化预防照顾；同时，各国还根据其需要与可能，由全科医生及其团队向公众提供规范的周期性健康检查。

健康与疾病是一个动态变化的过程，全科医生主要承担着健康期、无症状期、未分化期和临床早期及部分临床后期的预防工作，包括：①开展一级预防，如健康教育、健康促进、计划免疫等；②开展二级预防，如疾病筛检、个案发现、早期诊断等；③开展三级预防，如与专科医疗配合，积极防治并发症、进行康复训练、帮助患者带病维持日常生活、早日回归社会等。全科医生应将"预防性照顾"作为常规工作来做，主动评价服务对象的各种危险因素并提出预防措施建议。

全科医疗是综合性的医学照顾，仅仅依靠个人的力量是难以完成的，需要良好的团队合作，各种力量的相互配合，才能卓有成效地开展全科医学服务。全科医疗团队以全科医生为核心，与社区公共卫生医师、社区护士、康复医师、心理咨询师、口腔医师、中医师、理疗师、接诊员、社会工作者和护工人员等协调配合，共同完成改善个体与群体健康状况和生命质量、促进健康的工作。其中社区护士是全科医生完成社区家庭医疗工作的主要助手，其主要服务对象是需要在社区内长期接受服务的慢性病患者、老年病患者、出院患者及伤残人士等，服务内容包括家庭访视、家庭护理、患者教育、患者小组活动指导等，社区护士与全科医生的比例一般为 2：1，甚至更多，即社区护士的人数应大大多于全科医生的人数。

合作关系是多方面的，在基层医疗与各级各类医疗保健网络之间，存在着双

向转诊和继续医学教育的合作关系；在基层医疗本身，则存在着门诊团队、社区团队、医疗一社会团队及康复团队等。

第五节　全科医学教育

一、世界范围全科医学发展现状

1969 年美国家庭医学委员会（American Board of Family Practice，ABFP）成立，该委员会于同年成为美国第 20 个医学专科委员会，表明了全科（家庭）医学专业学科的诞生。1989 年 11 月，在北京召开了第一届国际全科医学学术会议，我国引进了全科医学这一新学科。1993 年 11 月，中华医学会全科医学分会成立。1998 年全国全科医学教育工作会议的召开，标志着我国全科医学教育工作的全面启动和开展。

以英、美及澳大利亚为代表的终身教育模式建立了比较完善的全科医学终身教育体系，包括全科医学的高等医学院校教育（包括必修课与选修课）、毕业后全科医学住院医师培训和全科医学继续教育。全科/家庭医生的培训涉及医院和社区两个部分，一般临床轮转由大学的教学医院承担，社区实习部分可设在教学医院家庭医学科、社区医院、全科/家庭医学诊所。社区培训机构要求有明确的教学目标和规范的教育培训计划，同时需要有能够承担培训任务的全科/家庭医生的导师，对受训医生实行一对一指导，承担带教任务。

以法国为代表的高等教育模式包括医学基础教育阶段、医学理论和临床知识学习阶段、全科医学教育阶段。中国的全科医学教育模式为终身教育模式，全科医学教育处于起步和摸索阶段。

2000 年卫生部颁发了《关于发展全科医学教育的意见》，2010 年在大中城市基本完成在职人员全科医生岗位培训，逐步推广毕业后全科医学教育工作。在全国范围内建立起较为完善的全科医学教育体系。2010 年，国家发改委颁发《关于印发以全科医生为重点的基层医疗卫生队伍建设规划的通知》，同时启动《高等医学院校面向农村订单定向免费培养项目》，至 2012 年使我国每个基层卫生机构都有合格全科医生。现阶段，我国全科医生的培养包括毕业后教育（全科医生规范化培养）、岗位培训、成人学历教育、学历教育和继续教育五种模式。

二、国外全科医学教育

全科/家庭医学教育培训体系在欧美国家已经存在了几十年的历史。目前很多国家都建立了国家级的全科/家庭医生规范化（执业）培训项目，并有严格的全科/家庭医学人才标准与考核制度，将全科/家庭医学作为一个新兴临床专业学。

国外全科/家庭医学教育形式主要为三种，包括：医学本科生的全科/家庭医学教育、毕业后全科/家庭医学教育和全科/家庭医学继续教育。在不同国家和地区全科/家庭医学的培训项目的具体内容和方式并不完全一致，但主体框架基本相同，即项目中包括了医院内科室轮转和全科/家庭医疗门诊实习两个主要部分。全科/家庭医学教育的总目标兼顾了医德、医术和医业三个方面，其特定教学目标则根据不同教育阶段而不同。

（一）医学本科生的全科/家庭医学教育

在美国、英国、加拿大、澳大利亚、新加坡和以色列等许多国家，几乎所有的医学院校都设有各种形式的全科/家庭医学教学部门，并在医学生中开设全科/家庭医学的相关课程。全科/家庭医学的教学在医学院中的开展，带动了全科/家庭医学住院医师训练项目的进一步发展和实施，从而也使得进入社区执业的全科/家庭医生数量的增加，促进社区卫生服务和全科医疗服务发展。

1. 教育的目标

医学本科生全科/家庭医学教育的目标，并不是培养一位合格的全科/家庭医生，而是尽量使所有的医学生都了解全科/家庭医学的基本理论、观念及其核心知识与技能；培养他们对全科/家庭医学的兴趣，希望他们毕业后能选择全科/家庭医学作为自己的终身职业。因此，即使医学生毕业后不选择进入全科医学住院医师培训项目，这一阶段的培训对他们仍然有益。

2. 培训时限

医学院校中开展全科医学教育的时限各国不等，一般在 4~10 周，开设的形式各异。有的国家如澳大利亚将全科医学教育作为连续性的课程对本科生开设，学生在不同的学期内可以到城市全科医学诊所见习、到农村医院了解常见健康问题的诊疗情况、在大学里听相关的理论课程等。

3. 培训内容与方式

医学生中开展的全科医学教育的内容各异，但多集中在全科医学的基本概念与基本理论、临床思维、医患关系与人际沟通技巧等。对医学生开展全科医学教育的形式分为必修课程和选修课程，不同国家或地区开设的阶段不同，但多数国家放在临床实习阶段开设，教学的方式多选择在全科医疗诊所见习或实习，如此可以使学生实际体会到全科医学学科的真正内涵。

(二) 全科医学住院医师培训

全科医学住院医师培训，又称为全科医学的毕业后教育，在有些国家又将之称为全科医学的专业培训，其是指医学生完成高等医学院校的本科教育后，接受的全科医学专业培训。全科医学住院医师培训是全科医学教育的核心，也是全科医生培养的关键环节，在全科医学教育体系建设比较成熟的国家，都开展了此项培训。它多由大学的全科/家庭医学系负责组织实施。训练场所包括能够训练临床诊疗技能的大型综合性医院和能够训练全科医学诊疗思维和社区群体照顾的社区全科医疗诊所或医疗中心。

1. 培训的目标

全科医学住院医师训练的总目标，是通过培训造就出医德、医术、医疗执业管理三者兼备的全科医生，以照顾患者及其家庭大部分的健康问题，满足社区居民的医疗保健需求。其具体目标包括：①与应诊相关的各种知识、技能和态度；②与服务的具体情境相关的目标，包括考虑个人的社区环境、医疗资源和服务体系的利用、医疗服务的成本效益原则等；③与服务的组织相关的目标；④与职业价值观和性质相关的目标，包括医生的态度、价值观和责任等；⑤与全科医生业务发展相关的目标，包括终身学习能力、自我评价能力、参与适当的教学和研究、医学信息的批判性思维等。

2. 培训时限

各国不等，一般为3~4年。表1-3所列为美、英、加拿大等国的全科/家庭医学住院医师培训项目的时限及时间分配情况。

表1-3　美、英、加拿大等国全科/家庭医学住院医师培训的时限及时间分配情况

国家	时限（年）	时间分配	培训方式	备注
美国	3	2年	医院各科室轮转	
		1年	全科医学门诊	
加拿大	2	15个月	医院各科室轮转	第3年主要安排加强技能训练，如急救医学、家庭医学、麻醉学、产科学及领先的外科手术技术
		8个月	全科医学门诊	
		2个月	自选科目	
英国	3	2年	医院各科室轮转	
		1年	全科医学门诊	
澳大利亚	3	1年	医院各科室轮转	如到农村地区工作，一般为4年
		2年	全科医学门诊	
以色列	4	21个月	全科医学门诊	21个月的家庭医疗诊所实习分成2个部分，前者是前9个月；后者为医院各科室轮转完后的12个月
		27个月	医院各科轮转	

3. 培训方式与内容

（1）培训方式分为：①医院各科轮转，一般占总学时的2/3；②社区全科/家庭医疗诊所实习，一般在医院各科轮转后安排，也可与医院各科室轮转有所交叉，一般占总学时的1/3；③长期穿插性小组讨论或学习，它贯穿在整个住院医师训练项目的过程中，通常每周1或2个半天，地点多在社区诊所，主持学习的老师多以全科/家庭医生为主，并辅以其他学科的教师共同带教。

（2）培训的内容主要包括：①诊疗各种疾病和健康问题的各种知识和技能；②与诊疗健康问题相关的人文社会科学知识和技能；③全科/家庭医学学科特殊的服务态度与职业价值观；④科学研究的技能；⑤与个人执业生涯相关的能力培养，包括：终身学习能力、自我评价能力、批判性思维能力等。

在全科/家庭医学住院医师训练项目的各阶段都有相应的目标和要求，学习结束、达到要求并通过专科学会考试者，方可获得毕业证书与全科/家庭医生专科学会会员资格。

（三）全科/家庭医学的继续教育

全科/家庭医学继续教育在很多国家都作为全科/家庭医生终身学习的主要方式，而且为促使全科医生始终能够担当得起照顾居民健康的责任，他们在全科医生资格再认定程序中对其参加的继续教育项目有严格的科目规定和学分要求。如美国家庭医学专科委员会规定：对于已获得家庭医学专科医生资格的家庭医生，要求每7年必须参加美国家庭医学专科委员会的专业资格再认定考试，而取得继续医学教育学分则是参加再认证考试的必要条件。其专业资格重新认定的目的是保持家庭医生的学术水平和先进性。英国、澳大利亚、加拿大等国家的继续医学教育一般由全科/家庭医师学会负责组织实施，形式各异，包括一些单独为全科医生设立的全科医学继续医学教育项目，参加国际、国内的学术会议、各种专题讲座、研讨会、科研活动、住院医师带教、网上学习等。

在全科/家庭医生的住院医师培训中，行为科学、人文社会科学的内容大大超过了专科医生；流行病学观点与方法也得到突出的强调。某些特定专业，如老年医学、精神医学、急诊医学、临床营养学、运动医学、皮肤科学、康复医学和替代医学等，由于其在社区卫生服务中的重要作用，而成为广大全科/家庭医生热门的继续医学教育的备选科目。

（四）全科/家庭医学的研究员训练/学位教育

美国家庭医师学会将研究员训练/学位教育定位于住院医师训练和继续教育

之间的一种特殊的专业化教育，其目的是培养全科/家庭医生特殊的专业能力，以利于从事特殊医疗照顾或成为称职的家庭医学教师。训练内容多以老年医学、运动医学、科学研究项目设计及实施、师资的基本技能培训等常见。

此训练项目的培训时限多为1~2年，经费多来自政府、大学、基金会的支持或医生个人。参加的学员多为有志成为全科/家庭医学教师的全科/家庭医生。有的国家还把该项目与研究生学位教育整合，在学员完成训练项目合格后，发给家庭及社区医学硕士学位证书。

（五）全科医学专业研究生教育

在美国、加拿大、新加坡、马来西亚等国家，已经开展了全科医学专业研究生教育。其教育目标多集中在培训学科骨干和全科医学的师资，提高科研能力。加拿大全科医学研究生项目的教育目标主要是培训师资和学科骨干，在其项目结束时不要求所有的学生都做科研课题，项目中最多强调的是教学能力和领导团队的能力。

三、国内全科医学教育

国内的全科医学教育在卫健委教学大纲的指导下，各地都在积极地开展相关工作，都涵盖临床基地和社区基地教学两大要素。临床基地多为三级甲等医疗机构，相对地教学经验比较丰富，而社区基地的教学工作多处于起步和探索阶段，教学师资多为兼职医务人员，且师资良莠不齐，要真正达到社区全科教学的需求还有很长的探索和提高的过程。

（一）大陆全科医学教育的引入

中国内地在20世纪80年代后期引入全科医学概念。1986年和1988两年间，中华医学会派代表参加了在英国伦敦和香港举行的世界家庭医生组织年会及亚太地区会议，并邀请了当时的主席访问北京，随后即由李仲贤医生进行了多次高层访问和研讨，介绍全科医学的概念及其在国外所取得的成效。在国内外热心人士的积极努力下，1989 年 11 月在北京召开成立了北京全科医学学会，会址设在首都医科大学。与此同时，得到了世界家庭医生组织年会的中国大陆全科医学发展援助计划项目的支持，来自加拿大的布莱恩·康奈尔森（Brian Cornelson）医生和中国台湾的李孟智医生分别于 1991 年和 1992 年在北京首都医科大学全科医学培训中心任教，主要进行全科医学概念和理论的传播、师资培训以及全科医疗服务模式的试点尝试与研究。1993 年 11 月中华医学会全科医学分会成立，标志着我国全科医学学科的诞生。全科医学的基本理念，在卫生行政部门和教育行政部门的支持下，通过中华医学会全科医学分会和首都医科大学全科医学培训中心教师的积极工作与努力，逐渐传播到了我国的大部分地区。

（二）中国大陆全科医学教育的发展

全科/家庭医学的概念在 20 世纪 80 年代后期引入中国内地医学界以来，经历了从无到有、从培训项目不规范到逐渐建立起了比较完整的全科医学教育体系的发展过程。

1. 全科医学教育开展概况

全科/家庭医学在过去十余年的探索和实践中，取得了较大成效，在借鉴国外和中国香港、中国台湾地区教育模式的基础上，结合内地医学教育的实际情况，目前已经初步形成了具有中国特色的全科/家庭医学教育体系。但从全科/家庭医学教育发展来看，中国内地的全科/家庭医学教育仍处于发展期，要进入成熟期还需努力。

从全国范围来看，开展全科/家庭医学教育的主要形式包括：医学本科生的全科医学教育、全科医学住院医师培训、全科医学研究生教育、全科医学继续医学教育、全科医生岗位培训和全科医学师资培训等。其中全科医学岗位培训是目前中国内地全科医学教育的重点。

近 40 年来，从全科医学的教育、服务以及政策的配套上来看，都有了很大幅度的进步。但由于我国与发达国家在观念、服务与教育体制、付费机制、师资和基层卫生人力等方面存在着许多差别，全科医学的发展仍面临不少困难。尽管如此，居民对全科医疗服务的需求是迫切的，只要广泛研究各国经验、博采众长，发挥我国自己的优势，相信一个较为完善的全科医学教育和服务体系即将形成，由此带来更高质量的全科医疗服务将会使更多的百姓受益。

2. 全科医学教育相关机构的成立

我国原本没有专门的全科医学教育机构。1989 年我国成立了第一个全科医学培训中心，即首都医科大学全科医学培训中心，其前身是首都医科大学社会医学教研室。该培训中心教师的积极努力工作，使得全科医学概念得到广泛传播。在 20 世纪 90 年代初期一些城市的卫生行政机构（如卫生局的科教部门）和地区医学会、中等医学职业学校等机构，陆续开展了全科医学教学的组织管理工作，全科医学的理论和师资培训在这些城市陆续开展。随着政府部门对全科医学和社区卫生服务工作的进一步重视，以及社区卫生服务政策陆续出台，2000 年 7 月，卫生部科教司牵头组织成立了卫生部全科医学培训中心，挂靠在首都医科大学，并同时赋予了该培训中心担负着全科医学教育培训、科学研究、师资培训、政策研究和国内外交流等任务。随后，各地纷纷成立省级和市级等不同级别的全科医学培训中心，积极地开展全科医学的师资培训和全科医学岗位培训工作。截止到 2013 年，在上海、浙江、安徽、广州、河南、陕西、山西、黑龙江、云南和新疆等 28 个省、自治区、直辖市建立了省/市级全科医学培训中心。这些培训中心在全科医学师资队伍建设和针对基层医生进行的全科医学的岗位培训工作中起着核心骨干作用。

全科医学培训中心在各地纷纷建立的同时，一些医学院校也开始成立了全科医学教研室或系，没有单独成立教研室或系的大学，也由其他的教学单位（如预防医学教研室）来承担全科医学教研室的功能，针对医学本科生、成人夜大学生以及在职医生等不同对象，开设了全科医学概论和全科医学社区实习等课程，还有少量的医学院校尝试开展了临床医学专业全科医学方向的本科生教育项目。

2002 年全国全科医学培训网络成立，2003 年 12 月中国医师协会全科医学分会成立，2006 年教育部高等学校医药学科（专业）教学指导委员会全科医学教学指导分委员会成立。这些机构在全科医学学科建设、全科医学师资培训和全科医生骨干培训工作中发挥了非常重要的作用。

3. 全科医学教育相关的政策

从 1997 年开始，政府陆续出台了一系列政策和文件，促使中国大陆全科医学的发展有了重大突破。

1997 年的《中共中央、国务院关于卫生改革与发展的决定》中，明确指出要"加快发展全科医学、培养全科医生"。接着在 1999 年 12 月，卫生部召开了"全国全科医学教育工作会议"。本次会议的召开，标志着我国全科医学教育工作正式启动，并进入一个规范发展的阶段。

2000 年年初，卫生部颁发了《关于发展全科医学教育的意见》《全科医师规范化培训试行办法》和《全科医师规范化培训大纲（试行）》《全科医师岗位培训大纲》《社区护士岗位培训大纲》《全科医学社区培训基地基本要求》《关于发展全科医学教育的意见》。继 2006 年 2 月 24 日国务院召开全国城市社区卫生工作会议后，由人事部、卫生部、教育部、财政部和国家中医药管理局联合出台《关于加强城市社区卫生人才队伍建设的指导意见》，要求加强全科医学教育和学科建设；2010 年之前完成社区卫生服务人员的岗位培训；积极开展全科医学规范化培训工作，到 2010 年，各省（直辖市、自治区）都要开展全科医学规范化培训，逐步建立健全全科医学规范化的培训制度；完善全科医生任职资格制度，规定了全科医生的职称系列等。2007 年，我国卫生部先后颁发《全科专科医师培训细则》《全科专科医师培训基地评估指标体系》，组织专家制定了《全科医师岗位培训大纲》《全科医师骨干培训大纲》。2010 年国家发改委颁发《以全科医师为重点的基层卫生医疗队伍建设规划》和《高等医学院校面向农村订单定向免费培养项目》。2012 年 12 月卫生部、教育部、财政部和国家中医药局颁发《全科医学师资培训实施意见（试行）》。2011 年国务院总理温家宝同志总结主持召开的国务院常务会议，决定建立全科医生制度。这些，为我国社区卫生服务深入开展和全科医学教育体系完善提供了政策保障。

（三）全科医学教育项目

1. 医学本科生的全科/家庭医学教育

目前，中国大陆已经有近 20 所高等医学院校开设了全科/家庭医学的课程，并将全科/家庭医学列为必修课或选修课。教学目标与国外基本相同，多定位于传授家庭医学的知识、态度和技能；培养学生对全科/家庭医疗的职业兴趣，为毕业后接受全科医学规范化培训奠定基础；认识全科/家庭医学这一新学科的特点，使毕业后从事其他专科的医生也能够很好地与全科/家庭医生沟通和进行业务上合作。

纵观我国的全科/家庭医学本科教育，由于师资多集中于大学，工作在社区卫生服务中心的医生很少参与教学工作，典型的全科/家庭医疗服务模式在基层尚未推开，所以教学的场所几乎局限于大学的课堂，教学内容多集中于全科/家庭医学的基本理论，而见习或实习的课程较少，甚至缺乏。因此，改进的前提在于发展全科/家庭医学学科、培训师资、更多地利用社区卫生服务中心或站作为教学的场所。在美、英、以色列等国，常能聘请在基层开业有成的，或基层医生担任医学生的指导老师或荣誉教师，可以取得教学相长和传授临床实践经验的效果，值得我们学习。

2. 全科/家庭专科医生培训项目

亦称全科医学住院医师培训项目。

（1）培养目标：通过全科专科医生教育，培养具有高尚职业道德和良好专业素质、掌握专业知识和技能，能以人为中心、以维护和促进健康为目标，向个人、家庭与社区居民提供综合性、协调性、连续性的基本医疗保健服务的合格全科医生，并成为社区卫生服务的骨干。

（2）培养方法：培训内容分 3 个部分，即全科医学相关理论、临床科室轮转、社区实习。

全科医学相关理论学习，时间为 3 个月；采取集中授课和自学的方式进行。

临床科室轮转时间为 26 个月。在轮转期间，学员参加"临床培训基地"中的主要临床三级科室和相关科室的医疗工作，进行临床基本技能训练，同时学习相关专业理论知识。相关管理制度依照临床实习管理制度要求执行。

此外，在医院轮转期间，每周安排不少于半天的集中学习，以讲座、教学研讨会与案例讨论等方式，学习全科医学相关问题与相关学科新进展。同时每个月安排1天到社区基地参与社区卫生服务工作。

社区全科医疗诊所实习时间为7个月。要求学员在社区培训基地工作，并在导师的指导下开展全科医疗和社区卫生服务工作。社区教学基地指定专门教师实行一对一带教。

3. 全科医学专业研究生教育项目

我国已从2005年开始，在上海和北京的医学院校中招收全科医学专业的硕士研究生，2006年，在北京的首都医科大学开始招收全科医学专业的博士研究生。培训项目的时间均为三年，训练内容因科学学位和专业学位的类别不同而有所区别。

4. 全科/家庭医生继续医学教育项目

全科/家庭医生的继续医学教育是一种终身性教育，其目的是通过全科医生在执业期间不断地接受新理论、新知识、新技术和新方法，以保持其专业水平的先进性和服务的高水平。全科/家庭医生的继续医学教育的形式可以采取学术讲座、专题研讨会、学术会议、短期培训班、自学、进修、撰写论文和专著等。

2000年卫生部颁发的《关于发展全科医学教育的意见》指出，对具有中级及中级以上专业技术职务的全科医生，按照卫生部的有关规定，采用多种形式，开展以学习新理论、新知识、新方法和新技术为主要内容的继续医学教育，使其适应医学科学的发展，不断提高技术水平和服务质量。根据卫生部规定，继续医学教育活动采取学分制，在规定时间内完成规定的学分即被认为完成继续教育。

就我国全科医学继续医学教育开展的现状来看，内容针对性不强、未突出全科医学学科特点、不系统以及缺乏良好师资等，是影响全科医学继续教育效果的主要原因。

5. 全科医生岗位培训项目

（1）培训目标：通过培训使学员掌握全科医学的基本理论、基础知识和基本技能，熟悉全科医疗的诊疗思维模式，提高其对社区常见健康问题和疾病的防治能力，具有为人民健康服务的职业道德，能够运用生物—心理—社会医学模式，以维护和促进健康为目标，向个人、家庭、社区提供公共卫生和基本医疗服务，达到全科医生岗位基本要求。

（2）培训对象：从事社区卫生服务的临床类别执业医师。

（3）培训方法：根据各地区实际情况，采取脱产、半脱产的集中培训方式。培训采用理论讲授、小组案例讨论、临床和社区实践相结合的教学方法。参考学时为500~600学时，其中理论教学240学时，实践教学260学时（社区实践不少于60学时），有条件的地区可安排100学时的选修内容。

（4）培训内容：分为四个模块，即全科医学基础、全科医疗、社区预防、社区保健与康复。

（5）考核与结业：卫健委建立试题库，并统一命题，考核内容分为理论考试和实践技能考核两部分，由省级卫生行政部门统一组织。考核合格者，由省级卫生行政部门颁发《全科医师岗位培训合格证书》。卫健委将对培训效果进行抽查。

6. 全科医生骨干培训项目

是2007年在全国新开展的培训项目。

（1）培养目标：遵循以全科医学的基本理论为指导，社区卫生需求为导向，实践、思考、学习为方法，培养全科医生的综合服务能力为目标，通过较为系统的全科医学及相关理论、临床和社区实践技能培训，培养学员热爱、忠诚社区卫生服务事业的精神，掌握全科医疗的工作方式，全面提高其对社区常见病、多发病的诊断、鉴别诊断、转诊、预防保健和健康教育技能，具有一定的社区卫生服务组织管理能力，达到全科医生骨干的基本要求，成为社区卫生服务队伍中的业务骨干人才。

（2）培训对象：社区卫生服务机构中现从事医疗工作的注册执业医师，并同时具有大专及以上学历、主治医师及以上职称或五年及以上高年资医师。

（3）培训时间与方法：培训总时限为全脱产 10 个月，分三阶段进行，即理论培训 1 个月、临床科室轮转 8 个月、社区实践 1 个月。

（4）培训内容及要求：培训内容分为理论培训、医院科室轮转和社区培训三个部分，具体内容和要求如下。

①理论培训：包括全科医学基本理论、医患关系与交流技巧、康复医学、心理卫生、文献收集及利用、常见症状鉴别诊断和临床（轮转）岗前培训 7 个内容。

②医院轮转培训：包括安排内科 4 个月、急诊 1 个月、急救（院前）0.5 个月、妇产科 0.5 个月、儿科 0.5 个月、外科 0.5 个月、传染科 0.5 个月和机动 0.5 个月。各科实习内容，可根据各地实际情况做适当调整。

③社区实践培训：包括 1 周的理论培训和 3 周的社区实践。1 周的理论培训包括全科医学理论与实践、实用卫生统计与流行病学方法、预防医学、社区卫生服务管理。3 周的社区实践内容，包括全科医疗服务技能、社区重点人群保健、全科医疗服务管理、疾病预防控制中心或预防保健机构见习。

（5）组织管理与培训基地：省级卫生行政部门负责培训的组织与管理，并制订具体的培训计划和方案。理论培训：由省级卫生行政部门认定的、具有大专及以上学历教育资质的培训机构承担。临床技能培训：在省级卫生行政部门认定的临床培训基地进行。社区实践：在省级卫生行政部门认定的社区培训基地进行。

（6）考核与结业：考核工作由省级卫生行政部门统一组织。考核内容分为理论考试和实践技能考核两部分。考核合格者，由以上卫生行政部门颁发《全科医师骨干培训合格证书》。

第二章 以人为本的健康照顾

第一节 概 述

疾病和患者是两个完全不同而又密切相关的概念，是医生职责的两个中心范畴。患者是但又不仅仅是疾病的载体，患者除了有疾病的生物学特征外，还具有人的社会学特征。因此疾病和患者在医生的心目中具有不同的分量。纵观医学发展历史，我们会发现医生对患者（或健康人）的照顾存在着两种不同的模式，即以疾病为中心的照顾模式和以人为中心的照顾模式。

在医学发展早期，由于缺乏有效的治疗手段，医生（严格地说是治疗者）更关注患者的感受与背景，东西方都是如此。"以疾病为中心的照顾模式"是近代生物医学模式的产物，在医学历史上曾经占据过主导地位。这种照顾模式着重于认识和分析特定疾病的病理问题，着重于以疾病为中心来解释患者的健康问题，并且依赖于高度技术化的诊断和治疗手段去处理患者生理上的症状和体征，而对患者心理、社会功能及情感需要方面的问题关注不够，忽略了患者的心理和社会方面的需求，是一种典型的"只见疾病，不见患者"的不完善的照顾模式。

以疾病为中心的照顾模式在历史上也曾起到过重要的积极作用，这种模式的主要优点是：

（1）接受生物医学模式指导，以处理疾病症状和体征为主，照顾目的比较单纯。

（2）处理疾病问题时采用的主导方法是基于科学还原论的高新技术方法，手段简单、直观、有效，易于掌握。

（3）对疾病的处理结果可得到有效科学方法的确认。

（4）高度技术化的诊疗手段可使许多急危重症得到有效救治。

但随着医学模式的转变，人们也发现以疾病为中心的照顾模式存在一些重要缺陷，这种模式只注重疾病，忽略了健康照顾的整体性，对患者的健康照顾，只局限于处理生理症状和体征，忽略了心理和社会功能方面问题的处理，难以满足患者的需求；其次，这种对疾病的热衷和对患者的冷漠，致使医患关系疏远，患者依从性降低；再次，在这种模式中，医师的思维局限于生理疾病，强调症状、体征和实验室检查的客观意义，而忽略了与患者密切相关的人格、个人经历、经济情况、家庭和社会支持等因素，这种局限封闭的思维方式必然导致促进健康的干预措施收效甚微。另外，以疾病为中心的照顾模式也忽略了对健康人群、亚健康人群的照顾。

以人为本的健康照顾是西方 20 世纪 50 年代出现，60 年代成型的。人们需要一种人性化的、能使人的健康得到全面照顾的医学模式——以人为中心的照顾模式，亦称为以人为本的健康照顾。

以人为中心的照顾模式是在生物—心理—社会医学模式的指导下发展起来的，是一种重视人胜于重视疾病的健康照顾模式，它从生理、心理和社会三方面去完整地认识和处理人的健康问题，它将人看作是一个既具有生理属性又具有社会属性的"完整的"整体人，它将患者看作是有个性有情感的人，而不仅仅是疾病的载体。这种以人为中心的照顾模式，其照顾目的不仅是为了要寻找出有病的器官，更重要的是维护服务对象的生理、心理和社会三方面的整体健康，并满足患者生理、心理和社会三方面的需求。为实现这一目的，医生必须从人的整体性出发，全面考虑其生理、心理和社会需求并加以解决，必须将服务对象视为重要的合作伙伴，以人格化、高度情感化的服务调动患者的主动性，使之积极参与其自身健康维护和疾病控制的过程，从而达到良好的服务效果。

第二节　以人为本的照顾原则

全科医学的健康照顾模式是"以人为中心的照顾"。"以人为中心的照顾"是生物—心理—社会医学模式的要求，也是人们健康需求不断增长的必然结果。

一、关注患者的宏观和微观世界

生物—心理—社会医学模式认为，人的生命是通过与周围环境（宏观世界）的相互作用和系统内部（微观世界）的调控能力来维持健康状态。宏观世界包括了人与家庭、社区、文化、社会、国家和生态环境之间的关系，属于心理学、社会学、经济学、伦理学和人类学的范畴，是复杂的、难以量化的世界。微观世界包括了人与其机体的系统、器官、组织、细胞和生物的大分子的关系，是属于生命科学的范畴，常常可以精确量化。所以，医学除了关注疾病这一生命科学领域所研究的微观世界，还要关注人文社会科学等领域所研究的人的宏观世界。

二、进入患者的世界，了解人的个性

进入患者的世界，了解人的个性是以人为本的健康照顾的基本点。

在生物医学模式中，患者是一架等待修理的机器，疾病是这架机器上损坏的零件，医生是负责修理各种零件的工程师。在这种医学模式下，疾病与患者相脱离成了医师关注的重点，医生以是否有生物医学的疾病来评价与患者有关的健康问题以及问题是否严重。生物—心理—社会医学模式是以人的整体健康为最终目标，疾病是患者的一部分而并非全部，患者的需求与期望与生理疾病同等重要。全科医生在向患者提供以人为中心的健康照顾时就需要进入患者的世界中去，了解患者的宏观和微观世界，同时了解患者的个性。患者是一个身心统一的整体，是具有生理功能和心理活动的生物体，精神和躯体是不可分割的，是生命活动中相互依赖、相互影响的两个方面，共同作用于机体的健康。因此，全科医生不仅需要了解患者的病理生理过程，还需要了解患者的心理过程。其次，具有独特个性的患者还有完整的社会背景，这些将对人的健康产生影响。因此，不了解患者的个性、背景和关系就不可能完整地认识患者，也就无法全面了解和理解患者的健康问题，更不用说解决这些问题了。全科医生要了解患者所患的疾病，更要了解疾病的患者。进入患者的世界，了解患者的个性，是以人为中心的健康照顾的基础。从本章那位糖尿病患者的案例中我们可以发现，专科医生以疾病为中心和以医生为中心的态度，漠视了患者的需求和期望而导致医疗活动的失败。而全科医生采取以患者为中心的态度，通过对话与交流，了解患者的背景，进入患者的宏观世界，发挥其主动性，从而达到促进健康提高生命质量的目的。在这一过程中，全科医生不是作为一个旁观者或指挥者，而是作为与患者处于平等地位的医患互动公式的一部分而发挥自身的作用，是维护人的整体健康和提高人的生命质量的艺术家。

三、全科医生的"患者"范畴

英语中与生病有关的词汇，最常用的是 disease、illness、sickness。现代医学心理学、医学社会学等学科通过与人类生病有关情况的研究，将这三个词汇区分开来。

"disease"译为"疾病"，为医学术语，指可以判明的人体生物学上的异常情况。可以通过体格检查、化验或其他特殊检查加以确定。

"illness"译为"病患"，即有病的感觉，指一个人的自我感觉和判断，他有不适的感觉，可能同时存在疾病，也可能仅仅是心理与社会方面的失调。

"sickness"译为"患病"，是指一种社会地位或状态，即他人（社会）知道此人处于不健康状态。本人可能有病，也可能是装病。

一个人可能有明显的"病患"，如胸闷、心悸，但却查不出是什么"疾病"，他如果因此告诉别人，就被认为是"患病"了，被别人视为"患者"。如一个人有严重的"疾病"，如肝癌，但在早期，并没有不适，即无"病患"，因而未就医，别人也不知情，因此别人不知道他"患病"，一旦病情进展，出现症状（病患）而就医，确诊为肝癌（疾病），那么他就"患病"了。所以，这三种情况可以单独存在、同时存在，抑或交替存在。

"以疾病为中心"的模式充分强调了 disease（疾病）的地位，却不重视 illness（病患）和 sickness（患病）这两种情况。而"以患者为中心"（或以人为本）的模式，则强调要对三者同等对待。全科医生应具备三种眼光：用显微镜检查患者身体器官上可能存在的病灶；用肉眼审视面前的患者，了解其患病的体验；还要用望远镜观察患者的身后，了解其社会情境（背景）情况。这样，就把医生的"全方位"或"立体性"思维方式表达出来了，并将这种思维模式与患者的三种需求联系在一起。

四、以人为本的诊疗原则

患者是一个不可分割的整体的人，不是一架需要修理的机器或药物反应的容器，也不是各器官、系统或躯体与心理、社会等部分的简单相加。新的医疗框架是以人为中心的，人的生活质量将作为和疾病同等重要的另一个因素予以考虑。设想在医疗保健体系中，专科医生专门接受基层医生转诊过来的疑难危重患者。他们作为医学权威，任务是救死扶伤、为基层医生释疑解惑。他们采用"以疾病为中心"的诊疗方法，是可以被患者及家属理解、接受的。但在基层工作的全科医生，他们面对的多数是常见病、多发病、慢性病、轻症患者以及健康人群。这就决定了全科医生必须对人负责，而不仅仅是对疾病负责。由于全科医生所接纳的服务对象包括患者、亚健康和健康人群，不同的人群有不同的医疗需要，全科医生就必须根据服务对象的不同需要提供服务。

（1）无疾病时理解人的病患与苦恼，并做出相应的咨询、预防保健、关系协调、生活方式改善等整体性照顾。

（2）疾病早期，尚未分化时医生应能识别问题，早查早治，提供预防性干预，使"健康—疾病"发展的进程逆转。

（3）疾病（特别是慢性病）确诊后积极治疗，减少并发症和后遗症，避免残障，提供康复和临终关怀。医生应充分了解患者的患病体验，以及患者的生活态度与价值观，经过医患互动，双方商定其带病健康生存的最佳平衡状态，并制订长期管理计划，提高患者管理质量。

因此，全科医生要发展一种综合性、整体性、持续性和人格化的卫生服务模式，而这种卫生服务模式要求全科医生既要了解疾病，又要理解患者。

第三节　全科医生的应诊任务

全科医疗是一种以门诊服务为主的服务模式，全科医生在门诊服务中的应诊任务与专科医疗略有区别。具体说来，全科医生在应诊中的主要任务有以下四项。

一、确认和处理现患问题

全科医生应诊中的首要任务是确认和处理现患问题。现患问题主要是指患者近期以来所感觉到的身体不适或怀疑患上了某种疾病。现患问题一般是患者前来就医的主要原因。全科医生在应诊中就要正确分析、认识和处理患者的现患问题，这是门诊服务的核心任务。全科医生在确认和处理患者的现患问题时，不仅要靠生物医学知识去认识、诊断患者的疾病性质和严重程度，而且还要从心理、社会等多角度和多层面去解剖、分析患者的就诊原因及就医背景，以充分体现"以人为中心的健康照顾"特点，具体说来要做好以下几方面工作：

（一）了解患者是一个什么样的人

古希腊先哲希波克拉底曾说过"了解你的患者是什么样的人，比了解他们患了什么样的病要重要得多"。全科医生在面对患者时，应首先了解患者是一个什么样的人，要熟悉他们的背景资料，如患者的社会背景、社区背景、家庭背景、个人背景等，只有深入全面地了解了患者的有关背景资料，才能真正地了解前来就医的患者，与患者建立起一种朋友式的和谐医患关系。全科医生在患者来就诊时可先浏览一下患者的健康档案，以了解患者。

（二）了解患者的就医背景

患者都是在一定的背景下前来就医的，只有了解患者的就医背景，才能真正理解患者的主诉和现患问题的性质，才能发现产生这些问题的真正原因，才能找到真正的问题和真正的患者。

需要了解的就医背景主要有：①患者为什么来就诊，为什么在这一特定时刻来就诊。患者有了疾患并不一定都去就医，患者是否就医受疾病的性质和严重程度、个人的类型与价值观念、家庭和社会背景、家庭资源及卫生服务模式等多种因素的影响。对于这些影响患者就医取向的诸多因素，医生都应有所了解。②患者有哪些需要。人的需要是分层次的，按照马斯洛的需要层次理论，人的需要按由低级到高级可分为5个层次，即生理需要、安全需要、归属和爱的需要、自尊的需要和自我实现的需要。患者同样也存在这5个方面的需要。全科医生要善于发现和理解患者不同层次的需要，并有针对性地采取各种措施和方法给予适宜的、最大限度的满足。③患者期望医生为他做些什么？了解了患者的需要以后，医生就可以在尊重患者意愿的基础上了解患者要求医生为他做些什么。患者前来就诊总是带着对医生的期望而来的，他们总是希望医生能最大限度地满足他们的需要。是需要治疗还是需要预防和保健，抑或是需要对患者进行健康教育？这些决策均需由医生与患者及其家属协商来做出。

可采用开放式问诊方法了解患者的就医背景。开放式问诊不同于封闭式问诊。在医疗实践中接诊患者时，如果医生把注意力集中于所假设的疾病上时，就会采用封闭式的问诊，例如医生会问如下一些问题：你感到头痛不痛？夜里咳嗽吗？是否有腹痛等，此为封闭式问诊方式。医生在采用封闭式问诊方式询问患者问题时，常集中于患者所患的疾病上，常有明确的询问对象和目的，患者的回答也只能是选择式的和封闭式的，而非开放式的，如上所述医生所问的问题，患者的回答只能是痛或不痛、咳嗽或不咳嗽、有或没有等，患者缺少充分回忆和倾诉疾患的机会。封闭式问诊方式有时会给患者带来一些误导，使患者把对疾病的回忆仅仅局限在医生感兴趣的问题上，从而会漏掉一些重要的其他线索，并且，封闭式问诊也忽略了患者的主观情感需要和需求。

"以人为中心的健康照顾"不提倡这种存有缺陷的封闭式问诊方式,主张医生要用开放式问诊。所谓开放式问诊就是要求医生要把注意力集中于了解患者,要完整地了解患者,就是既要了解患者所患的疾病,也要了解患者的心理、社会及就医背景等各方面情况。开放式问诊是一种对患者的开放式引导,医生要用耐心去倾听患者的诉说,不宜轻易打断患者的陈述,从患者的诉说中搜寻出蛛丝马迹,发现线索,找出问题所在。开放式的引导往往没有明确地询问目标和对象,只是提出一个话题作为引子,让患者自己去感觉和体会,发挥自己的意见和看法,并加以充分发挥。开放式问诊在时间允许的情况下,医生并不去打断患者的诉说和思路,而是让患者围绕疾患充分地去想象和倾诉,当然有时也可给予适当的引导,以避免患者的诉说离题太远或占用时间太多。

开放式问诊常用于以下几个方面:①了解患者疾患或问题的产生过程。医生可以问:"您能告诉我问题是怎样发生的吗?"②了解疾患或问题所涉及的范围。医生可以这样问:"您觉得这个问题可能会与哪些因素有关系呢?"③了解患者的健康观、价值观及疾病因果观等思想观念。医生有时会问:"您觉得这个问题很严重吗?""您觉得这个问题是怎么一回事呢?"等。④了解患者的需要、需求及对医生的期望。这时医生可以问"您希望我能为您做点什么?""您最迫切需要解决的问题是什么?"

（三）分析现患问题的性质

全科医生在充分了解患者及其就医背景的基础上,就可以分析确定患者现患问题的性质了。全科医生要从系统论、整体论角度去考虑分析患者的现患问题,即从患者的生物、心理和社会全方位考虑判断现患问题。患者的现患问题主要根据生物医学、医学心理学、社会医学及社会学等知识去判断认定。具体说来,全科医生确认患者现患问题时的思维方式应以生物—心理—社会医学模式为指导。

（四）处理现患问题

全科医生在生物—心理—社会医学模式指导下确认了现患问题的性质及有关

心理社会背景之后，要针对患者的具体情况和现患问题的特性制定一个科学合理的处理方案和计划。处理现患问题同样要遵循生物—心理—社会医学模式指导，从系统论整体论角度出发完整地处理现患问题，所以全科医生所制定的现患问题处理方案既包括生物医学疾病方面的治疗和预防措施，也包括了心理抚慰、社会功能矫治与康复等措施。除此之外，全科医生制定处理措施时应注意在以下几方面加强与患者的沟通：①向患者详细解释说明病情，并向患者表示同情，对患者的痛苦表示理解，给予心理抚慰；②向患者解释所制定的处理方案，征求患者对处理方案的意见和看法，并对患者的意见和看法表示极度的尊重；③就处理方案与患者交换意见，加强沟通，必要时做深入细致的解释说服工作，最终与患者达成共识，并根据具体情况及患者的态度适当调整处理方案；④启发患者的主观能动性，争取患者的自主性，鼓励患者承担起健康自我管理的责任，让患者充分参与处理方案的制订、修改与实施过程。

由于全科医生对现患问题的处理是整体性的、系统性的，并不是单纯从疾病角度出发，没有忽略患者的心理需求和社会功能方面的照顾，所以在确认和处理现患问题时，患者的依从性、遵医率及对全科医生的信任度和满意度都是非常高的。

二、对服务对象进行连续性管理

"以人为中心的健康照顾"强调连续性管理。所谓连续性管理就是指在时间上的不间断性管理，甚至是对服务对象一生的管理。管理的任务既包括对现患问题的管理，也包括对人的心理、社会各方面的管理，具体来说即对服务对象生物、心理、社会三方面的管理。其中，以对现患问题的管理为重点。

在确认现患问题并制定实施处理方案之后，全科医生应对现患问题实施连续性管理。连续性管理主要体现在：一是对患者行为生活方式的管理，尤其是与现患问题关系密切的行为生活方式的管理，例如现患问题以原发性高血压病为主的患者，全科医生在完成及时的高血压诊断治疗的同时，应教育劝解患者及其家人控制或减少对食盐的摄入；二是患者心理状态的管理，不良心理状态是构成现患问题的重要因素，也是长期连续性管理的主要内容，例如原发性高血压患者，在进行管理时，应教育患者保持愉快、轻松和谐的心态；三是注重社会功能方面的长期管理，例如因现患问题引起的患者的休工休学、社会或家庭角色功能的缺失等方面的管理。

有些现患问题尤其是慢性病并非一次短暂的诊治或处理即能解决所有问题，需要长期的、连续性的管理。这种连续性的管理可以覆盖患者的各个生活时期，也可以贯穿于患者的一生。

三、提供预防性照顾

"以人为中心的健康照顾"注重提供预防性照顾。"预防为主"是医疗卫生服务的重要指导方针，也是与疾病做斗争的最为明智的策略。全科医生在诊治患者、为患者提供服务的各个环节都应体现"预防为主"。尤其是一些慢性病，如高血压、心脑血管疾病、恶性肿瘤及意外伤害等疾病，其预防的意义更为重大，预防效果也更为理想。全科医生应发挥自身预防优势，将疾病的预防贯穿渗透到健康照顾的整个过程。

四、改善患者求医、遵医行为

全科医生对服务对象现患问题的处理、连续性管理及预防性照顾，都是在患者适当求医、遵医的基础上实施并产生效果的。如果医生为患者制定了科学合理的处理实施方案，但由于患者求医和遵医行为不当，不能与医生协调配合，那么医生与患者对健康的共同期望同样会成为泡影。因此，"以人为中心的健康照顾"对于患者的求医行为、遵医行为格外关注，全科医生应想方设法提高患者的遵医率，纠正其不良求医行为，以保证医疗服务的质量。

常见的影响患者求医行为及遵医行为的因素主要有：患者的思想意识、价值观，尤其是健康观、健康因果观；患者的心理状态，如对疾病的敏感度；患者的经济条件与经济能力；当地医疗服务资源的多少、服务模式与水平；对医生的信任感等。

第四节　全科医生的思维模式

面对一个具体的患者时，全科医生与其他的专科医生一样，最基本的任务之一就是判断患者的疾患，作为全科医生，应采用以患者为中心的诊疗模式，其中渗透了生物—心理—社会医学模式方法。因其学科的原则和特色，它比其他的专科医生涉及的范围更广泛，较少使用高新技术，需要更多地强调临床资料的收集和临床思维或判断能力。以患者为中心的临床判断是建立在生物—心理—社会医学模式的基础之上的，采用归纳演绎的诊断思维方法，结合临床流行病学知识的运用处理疾患。

一、全面收集临床资料

（一）病史的采集、体格检查、实验室检查在临床判断中的作用

病史的采集在临床诊断中十分突出，病史是患者就医的直接原因，也是诊断的重要依据。体格检查是采集病史的继续，与采集病史比较，体格检查获得的资料能够比较客观地反映病情，并可以补充病史资料的不足，还可以印证采集病史获得的资料。但是，体格检查也有局限性，它仅能反映患者就诊时的体征，而不能反映疾病的发展进程和动态表现。各种常规检查和特殊检查，对初步印象的验证和临床判断的形成具有极大的帮助，并且深化了医生的认识水平，增添了临床思维的新线索。有研究表明，在心脏科门诊中约有83%的新患者是仅靠临床病史就得出诊断的；而靠体格检查或实验室检查做出诊断的，则只有9%。另一项更大范围的比较研究表明，在全部转诊病例中，约有27%的消化系统问题、67%的心脏问题仅靠病史就得出了诊断，总计约占转诊诊断的56%；靠体格检查确定的诊断约占17%，其中无消化系统疾病，心血管问题约占24%；靠常规检验确定的诊断约占5%，其中无消化系统疾病，呼吸道疾病占17%；靠特殊检查确定的诊断约占18%，其中心血管疾病占6%，消化系统疾病占58%；而常规血、尿检查

对于确定诊断的作用更少（1%）。

在全科医疗中，病史对诊断的作用更加重要。因为在全科医疗中经常会遇到复杂的难以区别的症状，而且缺乏伴随的体征。因此，如果全科医生掌握了询问病史的技巧，全面地了解问题的产生原因与发展过程，将有利于疾患的诊断。

然而，强调病史的重要性并不意味着问得越多越好。一份好的病史应是分量适宜的、有利于鉴别的病史。因此，应根据病情将病史、体格检查和实验室检查三者互相配合、综合运用，做出分析和诊断。

（二）全科医生对心理社会资料的收集

除了病史、体格检查和必要的实验室检查以外，与患者健康相关的心理社会和情境问题与生理资料同等甚至更加重要，而且会影响到患者的生物学疾病。对心理社会问题的探究可给以患者为中心的医生提供许多潜在的线索。麦克·温尼（Mc Whinney）曾经指出，下列心理社会方面问题是最重要的：①患者对所患疾患治愈的期望。②患者对疾患的感受。③与该疾患相伴随的恐惧。对于疾患的意义，我们可以用开放性问题来询问，例如："你对自己的病最担心的是什么？"

对心理社会问题的探究将有利于全科医生扩大思路，使之能从容面对各种复杂问题的患者。这类资料一般包括患者的个人、家庭和社会背景。

1. 个人资料

当全科医生面对一个患者时，首先要了解除了我们熟知的"一般情况"以外，还需要了解：患者为什么要来？患者对问题的看法怎样？患者的要求是什么？

（1）患者为什么要来：研究发现，有许多出现严重症状的人并没有来就诊，而又有许多只有轻微症状的人来就诊，看来促使患者就诊的原因不仅仅是疾病的严重性，它更涉及患者对症状的理解以及功能障碍对患者的影响和意义。总之，只有将症状与出现症状的人联系起来，才能理解患者为什么会在这特定的时刻带着特定的问题来就诊。麦克·温尼在他的文章《超越诊断》中详细讨论过这一问题，描述了促使患者就医的原因，包括以下7个方面：

①躯体上的不适超过了忍受的限度：这个阈限有个体差异，有的人无法忍受轻微的不适，有的人却能忍受严重的痛苦。这种患者常常直接提出明确的问题，多属于急性或较严重的躯体疾病，患者的最大需要是尽快解除痛苦。

②心理上的焦虑达到了极限：患者尚能忍受疾病引起的痛苦或不适，但对症状或疾病的意义产生了误解，引起了严重的焦虑反应，迫使患者寻求医生的帮助。有时，患者会直接提出所担忧的问题，希望得到医生的合理解释；有时，患者会过分强调其痛苦的体验及症状的意义，却缺乏与严重疾病相应的客观证据，这间接反映了患者的严重焦虑。

③出现信号行为：患者既没有难忍的病情，也没有严重的焦虑，只是认为发现了一些可能与疾病有关的信息（症状或体征），希望与医生一起讨论或做出诊断。这种情况不仅与患者具有的医学知识和健康信念模式有关，也取决于医疗服务的可得性，它往往使医生能在早期发现一些有严重后果的疾病。

④出于管理上的原因：如就业前体检、病假条、医疗证明、民事纠纷等。

⑤机会性就医：患者仅仅因为有机会接触医生，而顺便提及自己的某些症状。机会性就医常可发现一些早期的疾病。

⑥出于周期性健康检查或预防、保健的目的，而无任何不适。

⑦随访：患者应医生的预约而就诊，主要是一些慢性病患者。随访的目的是：a. 出于诊断的需要；b. 出于治疗的需要；c. 出于支持的需要；d. 为了维护良好的医患关系；e. 出于职业兴趣或研究的需要等。

由于患者可能是以上一种或多种原因就医，全科医生应保持开放的思路，以便最大限度地满足患者的需要。同样，全科医生也只有采取开放式而不是封闭式的问诊方法，才可能了解到患者真正的就医原因。

（2）患者对自己的问题的看法——疾病因果观和健康信念模式：疾病因果观是指患者对自身疾病的因果看法，是患者解释自己健康问题的理论依据，它受到个人文化、个性、家庭、宗教和社会背景等因素的影响。就诊时，患者常常根据自己的疾病因果观来叙述病史，而忽视其他问题。医生若不了解这一点，就无法正确理解患者陈述问题的方式以及症状的真实意义，容易漏掉一些重要的资料。患者的疾病因果观不一定是正确的，尤其是文化层次较低者。

健康信念模式是人们对自身健康的价值观念，反映了人们对自身健康的关心程度。珍惜健康的人常因轻微的症状就诊，而忽视健康价值的人却常常延迟就诊，健康信念模式与求医行为直接相关。医生在制定处理计划时需要涉及患者的健康信念问题。

（3）患者的期望是什么——医生如何满足需求：患者对医生的期望除了解决其客观存在的问题之外，还有其主观方面的需求；而医生如何满足患者的期望，则取决于医生对其主观需求的判断。显然，患者的期望可分三个方面：①需要医生为之解除病痛；②需要医生提供其他方面的帮助，如开假条、诊断证明或做体检等；③要求与医生有相互理解和情感交流。在大医院门诊拥挤、就诊时间过短，并以生物医学模式为主的情况下，专科医生往往忽视情感问题；但在我国的许多基层诊疗机构尽管门可罗雀，却也有同样的倾向——有些医生尚未抬头看患者一眼，就已经把处方开好打发了患者；然而他们在抱怨门庭冷落的时候，却不知道正是他们的这种态度把患者拒之门外。全科医生只有通过亲切的沟通和热情的服务，使患者产生信任感，才能与患者建立固定的良好关系；这种关系也将有助于发现和满足患者的需求。

2. 家庭背景

对患者家庭背景的了解和分析，是全科医生临床判断的重要组成部分，也是全科医疗的原则和特色之一。通过绘制"家系图"，了解家庭结构并评价其功能，以及家庭各个角色之间的相互关系和相互作用，判断患者疾患的发生、发展和预后与其家庭之间是否存在着联系，以便通过家庭评估，利用家庭的内外资源进行必要的协调指导，使其对患者问题的解决起到积极的作用。

3. 社会背景

人具有双重属性，一是自然属性，二是社会属性。全科医生不仅要考虑人的自然属性，而且还要考虑人的社会属性，每个患者都有自己特定的社会地位、社会角色和社会关系，全科医生应研究社会背景对人体健康的影响及其规律。如社区、工作、学习、恋爱、荣誉、理想、前途以及喜、怒、哀、乐等因素，都会直接或间接地影响人的健康；反之，患病也将会使患者原有的社会背景发生一定的变化。对某些患者来说，这种变化可能有利：如一个因学习成绩不好而备受社会歧视的孩子，患病可能使其得到比平时更多的关怀；而对另一些患者来说，患病将使其丧失原有角色的优势（如升迁、就业、升学、社会关系网等），并对角色改变不能适应，可能会导致病情加重。因此全科医生可以利用一些有影响的社会量表或其他途径去了解患者的社会背景，将有利于对疾患的临床判断。

二、临床判断

（一）诊断思维的类型

诊断思维一般包括以下几种类型：模型辨认、归纳法和假说演绎方法。

1. 模型辨认

这是对与已知疾患的图像或模型相符合的患者问题的判断。这类诊断仅靠观察患者即可得出，无疑对医生十分有用；但只有在患者的病史、查体或实验室检查结果典型，符合唯一的疾病模型时，才能使用这种方法，因此其应用是很有限的。同时，经常使用这种方法的医生，有可能以教科书对特定疾病概率的描述代替该疾病在特定患者身上的真实发生率，而且一旦做出诊断很难会改变判断。

2. 归纳法或穷尽推理

这种方法认为不管患者的主诉如何，医生都需要极其详细地全面询问病史并进行认真的查体及实验室检查，对所有病情资料进行细致的、一成不变的系统回顾，然后收集所有的阳性发现进行归纳推理，得出最后可能的诊断，在此过程得出最终结论之前不提出任何假设。实际上，这种方法多用于医学生的教学，它可以锻炼学生采集患者资料的技能。但因其效率低并往往流于形式，在日常临床诊疗中应用较少。

3. 假说—演绎方法

这种方法包括两步：第一步，从患者的最初病情资料中快速形成一系列可能的诊断假说；第二步，从这些假说中推出应进行的临床和实验室检查项目并实施，根据检查结果对系列假说逐一进行排除，最后得出最大可能性的诊断结果。

这种方法的第一步实际上是"猜想"：医生将自己的临床知识和经验与患者病情的相似之处进行类比猜测，形成一系列候选的假说，有经验者往往能提出较多且接近事实的假说；继而进行第二步，根据这些假说推论出一系列可操作的检验内容，如进一步的病史、症状和体征以及实验室检查，然后根据结果逐项鉴别、确认或排除。

在推理过程中仍需要运用归纳法，但不是毫无前提地使用，而是用于归纳假说——演绎推理的检验结果。医生运用假说引导病史采集和查体，使之能够深入、有目的地进行，以便能在短时间内达到较为集中而可靠的诊断。这种方法的有效性和高效率使其成为临床医生最常用的诊断策略。

（二）临床判断的基本过程

首先，医生往往会进行模型辨认并形成诊断。但若不能辨认成功，医生则会对问题的性质形成一个初始的意向，并沿着这个思路去收集资料，进而形成数目有限的几个诊断假设来解释这一意向。

下一步是将这些假设按照疾病发生率、严重性和可治疗性来排列优先顺序。有时候某种疾病发生率不很高却有较严重但可治疗的后果，其排列顺序需要提前。例如对一个腹痛就诊的孩子，即使阑尾炎的概率大大低于胃肠炎，但由于考虑到其严重性和可治性，阑尾炎还是应该排在第一位——没有医生愿意在阑尾炎问题上误诊，所以常把它作为第一个要排除的问题。此外还有些严重的问题，如心肌梗死对于 40 岁以上的胸痛患者，宫外孕对于下腹痛或非月经期阴道出血的育龄妇女，脑膜炎对于婴儿，肺栓塞对于急性气促的成年人等，都是虽然少见但却必须要进行鉴别诊断的疾病，此类假说不可遗漏。

接着医生就应以向患者提问的方式来检验假设。有经验的医生会运用询问策略——使用与其前面形成的假说有关的开放性问题进一步收集资料，针对各个假设来检查患者的症状，直到医生发现那些症状集中在一个假设上为止。这样，医生可以进一步缩小视野，用一些特异直接的问题来确认或否定先前选择的这一假设，这些问题对诊断假设具有最大的鉴别力。例如，如果医生怀疑患者的胸痛是由心肌缺血引起，医生就要询问其症状与用力的关系；如果医生怀疑其胸痛是因反流性食管炎引起，就会询问症状与姿势的关系。在这里需要提醒那些缺乏经验者，不要过早地用特异直接的问题集中到某一个假设上，而应由宽到窄逐渐进行，最后再"敲定"诊断，这样可以避免因过早地失去搜索目标而漏诊。

然后医生往往会"扫描"式地询问有关患者背景的问题：既往史、个人和家庭背景、社会交往和职业史，以及吸烟、饮酒、进食、睡眠和锻炼习惯，偶尔也会做系统回顾。

等到查体完成，其他能够在诊病时收集的资料也均已到手，医生如能证实一个或几个诊断假设，便形成了诊断。但往往有时医生可以排除一些假设，却得不到足够的关键性的资料来确认初始假设。在这种情况下，医生需要再把视野放大，把另外一些假设考虑进去，对这些假设做修改后重新确定先后顺序并进行检验。这一循环过程将继续进行，直到医生确认了一个或几个诊断，或接受其中的部分诊断作为试验性诊断为止。

下面就是做出处理决定，此时经常可以引出与处理相关的更多资料，并叮嘱患者按时随访。在随访阶段，由于患者提供了更多的资料，医生据以建立处理计划的诊断假设会得到证实；如果仍未证实，则再开始修改假设并检验之。由于全科医疗面对健康问题的早期和多样性，医生有时到了随访阶段还不得不接受一个试验性诊断，而无法获得确定的诊断结果。

尽管上述假说—演绎方法是一种高效率和有效的临床诊断策略，但因其对于假设和检查项目的数目不加限制，有可能导致医疗资源的过度利用。为了适应"守门人"角色的要求，全科医生的临床思维是一种有限制的假说—演绎过程。全科医生必须掌握卫生经济学的成本效益原则，即利用低成本的诊疗手段获取最大的健康效果和经济效益。因此，物理诊断技术在全科医疗中得到最充分的应用。对于其他任何诊疗技术，全科医生都应在评价其技术效果的同时，考虑它究竟能给患者带来什么实际好处、其成本能否被患者及医疗保险部门所承受、社会效果如何等问题。保险部门常制定一些有效的临床技术指南（诊疗规范）对基层医生的行为加以引导和限制。此外，医生还可根据当时当地特定人群某种问题的流行病学概率，以及各种检查项目的灵敏度和特异度等，来缩小诊断假设与检查的范围，从而能够在短时间内以最少的资源获得较为可靠的临床判断。由于全科医生兼顾个体与群体，熟悉社区的患病率和家庭的基本情况，所以概率方法应成为其方便而有效的临床工具。

(三) 临床流行病学：概率方法在临床判断中的作用

在临床判断过程中，医生需要思考一系列的问题，诸如：①在此情况下，"这一个"患者可能是什么问题？②应该选择什么检验方法？③对于检验结果如何判断？这三类问题贯穿假说形成、排列和检验的全部过程。在回答这些问题时，除了考虑病的严重性与可治性以外，概率是主要的判断依据。

当医生接触患者时，从患者那里获得的信息使其下意识地排列着诊断假设，各个假设的概率随着资料信息的增加而有可能发生变化。例如，某位医生在问诊一位 65 岁女患者：

患者说：医生，我咳嗽得好厉害呀！

医生想：感冒为 80%，慢性支气管炎为 15%，肺癌为 5%。

患者说：我咳嗽时有痰，有时还带血丝。我从 15 岁起就抽烟，每天要抽 2 包。

医生想：感冒为 20%，慢性支气管炎为 70%，肺癌为 10%。

患者说：从 3 个月前开始，我咳嗽得越来越厉害了，而且人瘦了 30 斤。

医生想：感冒<1%，慢性支气管炎为 19%，肺癌为 80%。

这位医生实际上就在使用概率方法，根据病史、症状或症状群与特定疾病的关系判断患者患每一种疾病的可能概率，尽管医生自己当时可能没有意识到。当问诊结束时，医生心里已经大概形成了几种假说，开始做鉴别诊断。

许多医生都认为实验室检查是 100% 的准确，这是一种误解。事实上，由于人类体质的差异，所有的检验结果，即使操作无误，都有一个分布的范围，在此范围内我们认为是"正常"的，否则就是"异常"的。然而，这种范围的划分是根据统计学确定的，所以真实的人体总会有些例外：有些患者的数值在"正常"范围内，有些健康人的数值反而是"异常"的，症状和体征方面也会出现这类问题。这样，检验结果就出现了"真假阳性"和"真假阴性"的问题。不了解这一点，对检验结果一味盲从，将会造成误诊误治。

使用概率方法显然可以增加临床判断的合理性。可惜的是，迄今为止我国大部分医生对方法研究并未给予应有的重视，其工作中往往带有相当的盲目性。

由于全科医生的工作兼顾个体与群体，熟悉社区居民的疾病患病率和家庭背景，因此流行病学概率方法应该成为十分方便而有效的临床判断工具之一。医生可根据社区与家庭的背景多方收集资料，并根据病史、查体和实验室检查的结果，以流行病学的方法得出最可能的判断，制订处理计划，并予以追踪和不断修正。运用流行病学方法还能帮助全科医生随时从个别患者发现人群的疫情，从而将临床医学与社区疾病监测有机地结合。

第三章　以家庭为单位的健康照顾

第一节　家庭的结构与功能

一、家庭的定义

家庭是人类社会发展到一定阶段出现的两性和血缘关系的社会形式，是社会的最基本单位。家庭没有固定不变的模式，随着社会的发展与变迁，家庭的定义观点亦发生改变。

原始社会的家庭，是母系氏族的部落大家庭，也是一个小社会，原始人群以氏族内部的血缘群婚杂婚为主；奴隶社会后，家庭与社会开始分离，以氏族大家庭为基础，婚姻习俗逐渐形成，一夫一妻和一夫多妻制并存于世。封建社会推崇一夫多妻，或没有选择的男女结合；现代社会法律规定了一夫一妻的自由结合，但也出现了变异的家庭组合。

传统的家庭定义为："由一对通过婚姻而结合的、有或没有子女、有或没有健在父母的成年男女所组成的生活单元。"该定义着眼于婚姻、生殖和血缘关系的家庭，法律界从法律关系定义家庭为："由婚姻关系、血缘关系或收养关系，或共同经济为纽带结合成的亲属团体。"但随着家庭形式的多元化，如同性恋家庭、同居、群居等一些具有家庭功能团体的出现，传统的家庭定义并不能完整概括所有家庭的形式。现代的家庭定义为："通过生物学关系、情感关系或法律关系连接在一起的一个群体。"该定义涵盖了现代的各种类型家庭，包括了法律婚姻、血缘或收养和情感三大要素。

二、家庭的结构

家庭的结构是指构成家庭单位的成员及家庭成员互动的特征。包括家庭的外部结构和家庭的内在结构。

(一) 家庭的外部结构

家庭的外部结构即人口结构，又称家庭的类型，主要有核心家庭、主干家庭、联合家庭和其他类型家庭。

1. 核心家庭

是指由父母及其未婚子女组成的家庭，也包括无子女的丁克家庭及养子女组成的家庭。核心家庭的特征是人数少、结构简单、关系单纯，只有一个权力中心，其利益及资源运用简单，具有亲密和脆弱的两重性，但同时可利用的家庭外资源也少，一旦家庭出现危机，得到家庭内外的支持较少而易导致家庭问题，如离婚率增高、留守儿童等家庭问题。据统计核心家庭占我国城市家庭的80%，可以说它是现代社会中比较理想和主要的家庭类型。

2. 主干家庭

是由一对已婚夫妇与父母、未婚子女及未婚兄弟姐妹组成的家庭。主干家庭在垂直的上下代中有两对或两对以上夫妇，是核心家庭的扩大，有一个权力中心，或权力次中心。

3. 联合家庭

又称复合家庭，家庭具有两对或两对以上同代夫妇及其未婚子女组成的家庭。联合家庭结构复杂松散、不稳定、人数多、关系繁多，家庭内存在着多重权力和活动中心，决策过程复杂，但可利用的家庭内外资源较多，遇到危机时，易于应付压力事件。

4. 其他类型家庭

(1) 单亲家庭：单亲家庭或称为单身父母家庭，是父母单方及其子女或收养的子女组成的家庭，包括未婚有子女及未婚领养孩子组成的家庭。造成单亲家庭或重组家庭角色缺失的各种原因需要更大的关注。

（2）重组家庭：重组家庭或称为继父母家庭，是由再婚而组成的家庭，包括前段婚姻的子女及再婚所生育的子女。家庭的重组家庭结构发生了变化，面临许多压力，家庭的新成员都经历过痛苦与失落，适应新的家庭环境要面对复杂的调整过程，建立良好的继父母与子女的关系需要双方的调整与努力。

（3）特殊家庭：包括同居家庭、独身家庭、丁克家庭、同性恋家庭、隔代家庭和群居家庭等。

（二）家庭的内在结构

家庭的内在结构是指家庭内部的构成和运作机制，是家庭整体的基本保障。家庭的内在结构是家庭成员实际交往过程中的产物，是固化的家庭关系。主要表现在权力结构、家庭角色、沟通类型、价值观四个方面。

1. 家庭权力中心

是指家庭成员具有对家庭的绝对影响、控制和支配的权力。

常见的家庭权力结构有四种类型：

（1）传统权威型：以家庭所在的社会文化传统确认的权威。如一般家庭把父亲视为权威人物，而不考虑他的社会地位、职业、收入、健康和能力等。

（2）工具权威型：负责供养家庭、掌握经济大权的人是家庭的权威人物。如赚钱供养家庭的子女主导的家庭类型。

（3）分享权威型：家庭成员分享权力，共同决策，以个人的能力和兴趣为家庭分担责任，是理想的家庭权力结构，有利于家庭发展和个人健康成长。

（4）情感权威型：在家庭感情生活中起决定作用的人担当决策者，其他的家庭成员因对他的感情而承认其权威。

家庭权力结构并非一成不变，它随家庭生活周期的改变、家庭的变故、社会价值观等各种因素的变迁而转化形式。家庭权力结构是全科医生进行家庭评估和家庭干预的重要参考资料。只有了解了家庭的决策者，与之协商，才能有效地提供建议，实施干预。

2. 家庭角色

社会心理学家认为，角色是与某一特殊身份有关联的行为模式。角色是社会客观赋予的，而不是自己认定的。生活在自然社会中的自然人，每个人都有几种不同的社会与家庭角色，如男性有男人、儿子（学生、劳动者）、父亲（丈夫、劳动者）、爷爷的角色；女性有女人、女儿、母亲、奶奶的角色。家庭角色是家庭成员在家庭中的特定身份，代表着他（她）在家庭中应执行的职能，反映着他（她）在家庭中的相对位置以及与其他成员之间的相互关系。

（1）角色期待：是指社会或家庭对成员所期望的特定行为模式，包括传统的角色期待和具体的角色期待两个方面。例如，某家庭有一对龙凤胎已成年，社会和家庭期望儿子养家糊口，为家庭生活提供经济支持，教育子女，决策大事，能撑起家庭大梁，维持家庭在社会上的声誉和地位；社会和家庭期望女儿能嫁一个好人家，为家庭生活持好家务，生育照顾子女。这是传统的角色期待。而不同的家庭对每一个成员的角色期待是不同的，角色期待也意味着人们对个体的关心、信任和鞭策，是个人实现某种角色的动力，儿童的成长与家庭角色期待是分不开的。角色期待是极其复杂的行为模型，包括认知、态度和感情等的总和。

（2）角色学习：包括学习角色的责任、义务、权利和学习角色的态度与情感。角色学习常因周围环境的积极反应而得以强化和巩固，也会因周围环境的消极反应而对其进行否定或修饰。角色学习是在人与人的互动和角色互补中进行，需要不断适应角色的转变。

（3）角色认知：是根据一个人所表现出来的行为（言语、表情、姿态）来认识他（她）的地位或身份，包括对角色规范的认知、对所扮演的角色的认知和关于角色扮演是否恰当的判断。我们常常将扮演某个角色的人的言行与我们所认同的这一角色的行为规范进行比较，然后判断这个人是军人、农民、学生、教师还是其他什么身份。同时，评价这个人的言行是否合格。

（4）角色冲突：当个体在扮演角色中不能适应其角色期待，出现感到左右为难、心理困惑矛盾的现象。一个人在家庭中的位置和所扮演的角色会随着年龄的增长而发生改变，角色冲突可能是源于不同的人对一种角色产生相互矛盾的角色期待所引起，也可能发生在一人同时身兼几个角色时角色转化不适应引起。

家庭成员也可在还没有足够准备的情况下进入另一家庭角色，家庭角色的这种不正常转变，会导致家庭功能的异常改变，从而影响家庭成员的身心健康。如未婚生育的少女母亲。

角色冲突有三类，第一类是角色间的冲突，多个不相容角色之间无法协调，如担任销售工作的父亲经常出差，而孩子希望能和父亲长时间的相处，这样父亲的角色与工作的角色就存在冲突；第二类是角色内冲突，对同一个角色有几个不相容的期待，如妻子希望丈夫家务任劳任怨全包，在外面又出人头地挣大钱，让妻子在别人面前以丈夫为荣，但是，丈夫知道自己的能力水平一般，很难在家庭内外样样出色，这样，双方在丈夫这个角色的期待上就存在矛盾；第三类是角色与人格冲突，或者是角色人格与真正人格相冲突，角色的行为规范要求与本人真正的人格特质相冲突，如家庭中丈夫应该做事果断，敢于承担责任，但某家庭中丈夫的性格懦弱、胆小怕事、遇事依赖妻子，这样，丈夫的性格与丈夫的角色之间产生冲突。

家庭角色的功能是影响家庭功能和家庭健康的重要因素之一，全科医生进行评估时，判断家庭角色是否具有充分功能时，依据五点标准：

（1）家庭各成员对某一角色的期待趋于一致。

（2）家庭各成员适应自己扮演的角色模式。

（3）角色期待能满足成员的心理需要，符合自我发展的需要。

（4）家庭角色具有灵活性，在发生角色转换时都能适应转换的角色规范。

（5）家庭角色的模式符合社会规范，能被社会认可。

每个家庭成员在家庭中的一切行为都与各自特定的角色有着密不可分的联系。因此，每个家庭成员都应对自己的家庭角色有所认知，尽力履行家庭和社会所赋予自己的角色行为，同时掌握角色的技巧，适应角色的变化。

三、家庭的功能

家庭有自然属性和社会属性，如家庭有通过自身繁衍而形成的血缘关系的自然属性，这神自然属性是区别家庭与其他社会关系的重要特征；婚姻家庭是一定的物质社会关系和一定的思想社会关系的结合，作为社会关系的特定形式，婚姻家庭与社会诸关系有着密切的内在联系，家庭是个人与社会联系的最基本的单位。

家庭功能是指家庭本身所固有的性能和功用，家庭功能决定是否满足家庭成员在生理、心理及社会各方面、各层次的要求。

现代家庭的主要功能有以下几个方面：

（一）满足感情需要

家庭能够满足人的爱与被爱的需要，以血缘和婚姻加固的情感纽带相联系，家庭成员之间的感情交流最为直接、频繁、深厚，体现在3个方面：

（1）家庭成员之间能交流内心的深层情绪与感受，形成共同的感情基础。

（2）家庭成员之间能享受家庭之外无法得到的精神安慰与寄托，从而缓和与协调个人与社会之间的某些紧张关系。

（3）家庭成员通过共同的娱乐活动，调节心身，恢复体力，并增强家庭成员间的亲密程度。

（二）性生活调节的功能

性的需要是人类基本的生理需要，性生活是家庭中婚姻关系的生物学基础。家庭在保证夫妻正常性生活的同时，又借助法律、道德和习俗的力量来限制家庭之外的各种性行为。

（三）生育的功能

家庭是人口再生产单位和教育的基本单位，家庭有着生育子女、传宗接代、延续种族的功能。

（四）抚养和赡养功能

家庭具有抚养照顾下代人、供养上代老人、家庭成员之间相互帮助和救援的责任与义务。家庭是社会最基本的消费单位。家庭必须为其成员提供充足的物质资源，如金钱、生活用品、居住空间等。只有具备充足的经济资源，才能满足家庭成员的生理需要和医疗保健、健康促进的需要。

（五）社会化功能

家庭作为将生物人转化为社会人的第一重要场所，家庭具有把其成员培养成合格的社会成员的社会化功能。家庭在日常生活中向其成员传授生活知识和技能的同时传授社会技巧和知识，学习社会行为规范，发展建立人际关系的能力，胜任自己的社会角色。人的心身发育，特别是心理发育的关键时期，主要是在家庭内度过的。如果在关键时期失去家庭的支持、关爱、帮助，可能在多个方面影响到成年后的个体。

（六）赋予家庭成员地位的功能

父母合法的婚姻本身给子女提供了一个合法的地位。家庭成员还能依靠家庭背景获得某种社会地位的功能。

四、家庭沟通类型

家庭成员间的沟通是家庭成员间交换信息、沟通感情和调控行为的手段，也是维持家庭正常功能的重要途径以及评价家庭功能状态的重要指标。沟通通过语言和非语言（如手势、表情、姿势、眼神等）方式进行。沟通是通过发送者、信息和接受者这一传递轴完成的，沟通的问题可能因信息传递轴的任何一个部分出现故障而产生。例如发送者发送模糊信息或者接收者没有接收到信息或误读、误解信息。爱普斯坦（Epstein）等描述了家庭中三种水平的交往方式：

（1）沟通的内容：分为情感性沟通与机械性沟通。沟通的内容与感情有关，则称为情感性沟通，如"我爱你！"沟通内容仅为传递普通信息或与居家活动有关，则称之为机械性沟通，如"把窗户打开"。家庭成员之间的交往以感情交往为主，旨在满足感情需要。

（2）沟通时表达信息的清晰程度：分为清晰性沟通与模糊性沟通。前者的表达是清楚、明白、坦率的，如丈夫抽烟，妻子提出"我不喜欢你吸烟！"后者的表达是掩饰、模棱两可、混淆不清的，如"喝茶比抽烟好"掩饰着"我不喜欢你吸烟"。

（3）根据沟通时信息是否直接指向接受者：分为直接沟通与间接沟通。直接沟通必须清楚地表明所指的接受者，如"我不喜欢自高自大的你！"间接沟通没有针对某个接受者，而是泛指一些人，而深层的含义是针对某个人，如"我不喜欢自高自大的人"，又称掩饰性和替代性沟通。

观察家庭沟通的意义在于通过它了解家庭功能的状态。家庭成员之间缘于血缘与亲情关系，交往方式多直接而明白，一般不采取掩饰而间接的交往方式，有时，家庭成员之间交往方式的问题是引起家庭问题的根本原因。当家庭成员之间出现交往障碍时，感情交往最先受影响，人们发现，情感性沟通受损一般发生在家庭功能不良的早期，而当机械性沟通亦中断时，家庭功能障碍通常已经到了相当严重的程度。掩饰或替代性沟通，更容易出现在功能不良的家庭中。很多时候，缺乏沟通或沟通方式不良（例如：责备对方；不愿澄清问题，如"好话不说第二遍"；以偏概全，如"你们家的人都是这个样子"等）成为家庭问题的根本原因。

家庭要维持和谐，必须进行有效的沟通。有效的沟通应该是明确、平等和开放的。维持有效的沟通需要注意：①沟通的内容必须是明确具体的。②对自己有高度的自我了解，对别人有高度的敏感性，确实省察自己的感觉、愿望及需求，并倾听与觉察发讯者的言行一致性。③以示自我负责的态度清楚地使用第一人称"我"，传达信息。④能给予发讯者适当的反馈。⑤坦诚、开放地表述自己的感觉、愿望、需求及认识。

第二节　家庭与健康的关系

一、家庭对健康的影响

(一) 家庭对健康和疾病的影响

生病或保持良好的健康状态，都是有原因的。研究发现，与你关系最亲密的人对你的健康状况的各个方面都会产生重要影响，同时你也会影响他们的健康。健康不仅仅是个人的事。

家庭对健康和疾病的影响可从以下几个方面来考察。

1. 家庭与遗传病

家庭遗传基因和母亲孕期各种因素，包括生物、心理行为、精神的遗传，可以影响和传承到下一代而出现家庭及家庭个体的病理改变。如血友病、地中海贫血、先天畸形等。不仅如此，家庭病理影响因素还通过怀孕母亲的情绪—神经—内分泌轴而影响胎儿的生长和发育。研究表明，怀孕期间严重焦虑的母亲所生的婴儿有神经活动不稳定的倾向；神经质人格在家庭常重复出现。

2. 家庭对儿童发育及社会化的影响

家庭会对每个人的生活产生最强烈和最持久的影响。个人身心发育的最重要阶段（0～20 岁）大多是在家庭内完成的。儿童躯体和行为方面的异常与家庭病理有密切的关系。

（1）家庭经济对健康的影响与年龄有关：年龄越小、相关性越大，肥胖产生高血压、冠心病等疾病的隐患，营养不良严重影响机体健康。所有儿童年龄组，下呼吸道感染的发病率和严重性与不利的家庭因素明显有关。肠道感染、链球菌和葡萄球菌感染、婴幼儿意外事件与不良的母亲照顾有关。

（2）儿童的躯体和行为异常与家庭病理相关：父母亲情的长期剥夺与自杀、抑郁和社会病理人格障碍相关。3 个月至 5 岁是儿童身心发育的关键时期，可以说是父母亲在造就孩子的人格，家长应尽可能避免与孩子的分离，无法避免时，应采取一些必要的措施，尽量减少儿童心灵上的创伤。

3. 家庭对疾病恢复的影响

家庭的支持、合作与监督对各种疾病尤其是慢性病和残疾的治疗和康复有很大的影响。如在糖尿病患者的饮食控制中，家人的合作与监督是最关键的因素；脑卒中瘫痪患者的康复，更与家人的支持密切相关。对于成年人的大部分疾病来说，丧偶、离婚和独居者的死亡率均比结婚者高得多，鳏夫尤其如此。有严重家庭问题的男性产生心绞痛的概率比那些家庭问题较少的人高出 3 倍；在有较高焦虑水平的男性中，能得到妻子更多支持和爱的那些人产生心绞痛的危险性明显低于那些得不到妻子支持和爱的人。

4. 对疾病传播的影响

疾病在家庭中的传播多见于感染和神经质。病毒感染在家庭中有很强的传播倾向。链球菌感染与急、慢性家庭压力有关。母亲患精神性疾患的孩子更可能患上神经症。

5. 生活习惯和行为方式对疾病的影响

有资料表明，共同居住的家庭成员经常会出现同样的健康问题，即使他们并不是亲属关系。诺丁汉大学的研究人员对 8 400 对已婚夫妇的健康报告进行分析后，发现那些患有哮喘、忧郁症、哮喘或高血压等疾病的人，他们的配偶出现同样病症的危险性也非常高。夫妻之所以遇到同样的健康问题，源于他们共享同样的饮食、生活方式和环境。研究人员发现：一个家庭成员的健康状况会影响其他家庭成员的健康。家庭中的成员具有相似的生活习惯和行为方式，一些不良的生活习惯和行为方式也常成为家庭成员的"通病"，明显影响家庭成员的健康。

（二）影响的可能机制

1. 直接影响心理—生理机制

家庭因素如家庭压力或生活事件等，直接影响个体的情绪状态，从而导致机体发生病理、生理变化，出现病态表现。在家庭压力事件等多种因素的作用下，通过中枢神经系统、内分泌系统和免疫系统，影响和（或）改变生理活动，引起相应的器官发生器质性病变。其中，心理因素既可以是主要病因，又可以是重要诱因。

2. 行为机制

家庭影响着个体的健康相关行为，如饮食、锻炼、吸烟、遵医性等，而这些行为又影响着个体的健康。

（三）家庭压力和危机与家庭健康

家庭危机实际上是家庭功能被破坏、家庭平衡被打破的状态。家庭生活及个人生活事件产生的压力主要来自家庭的内部，家庭痛苦与高兴的事件都可以产生家庭压力，家庭生活及个人生活的重大事件可能会引起一系列的变化，这些变化对具体的家庭成员可产生短期的危机，也会产生长期的作用。如家庭的离婚事件对父母可产生焦虑、抑郁、性无能、溃疡和偏头痛等，离婚可引起极大的悲伤或产生愤怒、自我否认等；孩子会产生丧失感、发育延迟、抑郁，出现生活、学习、情感、人格等方面的问题。常见的家庭生活压力事件有以下几个方面：

1. 家庭生活事件

如丧偶、夫妻感情破裂、子女行为不端、家庭成员健康的变化、家庭矛盾与和解以及新家庭成员的加入等。

2. 个人生活事件

如开始恋爱、怀孕、疾病、残疾、生活习惯与环境的改变、获得荣誉、家属受到行政处分等。

3. 工作生活事件

如退休、严重差错事故、失业、调动工作等。

4. 经济生活事件

如大量借贷、收入显著增减、财产损失等。

急性生活事件的变化引起家庭问题是以一种蓄积的方式发生的，家庭事件引起家庭或家庭成员的改变最终会产生一种紧张后效应。

生活变化单位累计积分对预计家庭成员疾病有一定意义。研究者发现生活变化单位分值与心源性猝死、心肌梗死、结核病、白血病、多发性硬化、糖尿病、运动创伤和交通事故有类似的关联。

二、家庭生活周期

家庭生活周期是从夫妻组成家庭开始，到孩子出生、成长、工作、结婚、独立组成家庭，而夫妻又回到二人世界，最后夫妻相继去世。新的家庭诞生，旧的家庭终结，形成家庭的周期循环。在家庭的建立与终结过程中，家庭要经历不断地变化和发展。家庭和个体一样有其产生、发展和结束的过程。

个体发育周期一般经历胎儿、新生儿、婴幼儿、学龄前儿童、学龄儿童、少年、青年、中年、老年和死亡。从 20 世纪 70 年代开始，在"个体生命发展模式"的基础上，人们提出了各种"家庭生活周期"的模型，将家庭生活分为数个阶段，每个阶段包含了正常和可预见的转变。家庭生活周期通常经历恋爱结婚、怀孕、抚养孩子、孩子成年离家、空巢、退休、独居和死亡等阶段。

有学者根据家庭结构来分，可有新婚期、成员增加期、成员扩展期、独立期、退休期与死亡期 6 个阶段。杜瓦尔（Duvall）根据家庭的功能将家庭生活周期分为：新婚期、第一个孩子出生、有学龄前儿童、有学龄儿童、有青少年、孩子离家创业、父母独处（空巢期）和退休 8 个阶段。家庭的生活周期与个体的发育时期是交织在一起的。某些特殊的家庭并不经历生活周期的所有阶段，可在任何一个阶段开始或结束，如离婚和再婚，这种家庭往往存在更多的问题。家庭生活周期见表 3-2。

表 3-2　家庭生活周期

阶段	时间	定义
新婚	2 年	男女结合
第一个孩子出生	2 年 6 个月	最大孩子介于 0~30 个月
有学龄前儿童	3 年 6 个月	最大孩子介于 30 个月到 6 岁
有学龄儿童	7 年	最大孩子介于 6~13 岁
有青少年	17 年	最大孩子介于 13~30 岁
孩子离家创业	8 年	最大孩子离家至最小孩子离家
父母独处（空巢期）	15 年	所有孩子离家至家长退休
退休	10~15 年	退休至死亡

三、预防性的家庭保健服务

家庭生活周期的变化与发展的 8 个阶段中家庭的发展任务各不相同，能够顺利地适应这些家庭发展任务，就能为适应下一阶段任务做好准备，否则，将出现相关的家庭问题而影响家庭的正常发展。为了更好地适应这些发展性任务，家庭人员从个体角度应正确理解改变自己行为的可能性，适应新的角色，有效地处理角色冲突事件，更积极主动地迎接家庭不同发展阶段角色变化的挑战。

每个家庭在不同的发展阶段都会面临一些共同的、特定的、可预见的家庭问题，尤其是在生活周期的转折阶段，因为每一次生活周期的转折对家庭都是一种紧张刺激，而家庭对于这类问题事先可采取预防措施或做好充分的准备，以避免陷入危机状态。

根据家庭生活问题所处的不同时期，有学者将之分为三种状态。①预测时期：问题还未发生，但根据一般的规律和有关的理论以及家庭所处的发展阶段，问题被预见为可能发生，而这种预测是有充分根据的。②筛检时期：问题正在发生，但还不明了，可以通过各种有效的检测手段显示出来（如通过家庭功能的

APGAR 评估）。③有症状期：问题已经比较严重，常常表现出明显的家庭功能障碍或家庭成员的躯体症状、情绪反应、社会适应不良等状况。全科医生可以了解服务对象的家庭生活周期，预测家庭问题，帮助个人或家庭了解即将面临而还没意识到的问题，并在应付或解决问题方面提供必要的指导，以便维护个人和家庭的健康。

全科医生预测家庭问题的条件是：①掌握有关家庭动力学的知识。②有丰富的家庭生活和家庭保健经验。③了解家庭生活周期及其转变。④了解家庭的结构和功能状态。⑤了解家庭的内外资源。⑥了解家庭的生活事件。

预测家庭问题是全科医生工作的一部分，投入极少的时间，可以收到很好的效果。

根据家庭生活周期预测家庭问题：

（一）新婚时期

是家庭构成后的第一个家庭生活周期，夫妻双方从不同的家庭或从不相识走到一起共同生活，要适应角色的转换。

新婚时期的预防保健有如下几点：

（1）婚前检查，结婚前对男女双方进行常规体格检查和生殖器检查，以便发现疾病，保证婚后的婚姻幸福。婚前检查对于男女双方和家庭健康都有着重大意义。

（2）性生活知识、计划生育指导和遗传性疾病的咨询与教育。

（3）家庭与健康的关系，夫妻双方的重新适应与沟通，适应新的亲戚关系，双方及双方家庭感受的接纳与理解，家庭、家族、社区等共同的社会关系的建立和交往方式。

肯德尔（Kendel，1977）提出，婚姻必须面对的适应问题有 7 点：①做出决定的模式；②经济来源与支配；③学习沟通与接纳对方的感受；④在物质与精神上做好为人父母的准备；⑤学习夫妻生活所必需的人际交往技巧，建立共同的社会关系；⑥建立解决问题的共同合作模式；⑦建立共同的生活习惯，分担家务。

如何在婚姻生活中保持适当的自主性、合作性和良好的适应性是这个阶段成败的关键。

特曼（Terman）在婚姻成功因素的研究中发现，夫妻双方的家庭背景是决定婚姻成败的主要因素。

（二）第一个孩子出生

是家庭生命周期的第二期，常见的家庭问题有新生儿的预防保健服务、母亲产后康复以及父亲的责任 3 个方面。

1. 新生儿的预防保健服务

（1）预防接种：预防儿童的传染病，必须让孩子按照规定按时接种各类预防针药。

（2）详细的体检：婴儿出生后，医务人员上门进行新生儿家庭访视，满 28 天起应全面进行体格检查。1 周岁内，满 2、4、6、9、12 个月时各检查一次；1 周岁到 3 岁半每半年检查一次。

（3）身心发育情况：维护婴儿的身心发育，各种感官刺激是婴儿认知发展所必需的动力，予以相适应的体格锻炼，观察身心发育是否有异常或迟缓的现象。

（4）喂养方法：母乳是婴儿最理想的天然食品，世界卫生组织要求 4 个月以内母乳喂养率达到 80%；及时添加辅食，添加辅食的过程也是训练婴儿逐渐吃东西的本领，满足婴儿不断增长的营养需要。

（5）预防意外伤害的发生：孩子年幼缺乏独立生活能力，生活经验少，危险的判断能力差，无自身防卫能力，好奇、多动，婴幼儿发生意外事故的较多，如外伤、灼伤、窒息、车祸、触电或溺水等。据全国调查 1~4 岁儿童的死因中，意外事故为首位，应引起家长重视。

2. 母亲的预防保健服务

（1）产后的身体恢复与照顾：如产道清洁、伤口愈合、产后活动和避孕方法的选择与使用等。

（2）家庭角色转换与心理调适：初为人母，由女儿转换为母亲，学会处理婴儿的生活与健康问题，减轻母亲的焦虑，夫妻关系的重新适应，照顾孩子不要忽略丈夫的感受。婆媳关系、母女关系的重新适应。

3. 父亲的预防保健服务

（1）家庭角色转换与心理调适：家庭角色发生转换，理解妻子的角色转换与照顾重心的转移。

（2）家庭经济压力调适：家庭成员的增加，家庭经济开支加大，责任更重。

（三）学龄前儿童期

是家庭生命周期的第三期，要面临三个关键的问题：学龄前儿童的身心发育、人格发展，父母的角色功能与技巧，以及如何运用各种资源去平衡子女发展的需要与父母成就发展的需要。

1. 身体健康

培养儿童良好的生活卫生习惯和独立生活能力；掌握某些技能，使儿童的骨骼、肌肉和各种脏器得到锻炼，提高适应能力和各种功能；预防意外伤害和感染。

2. 智能发育

身体发育的速度较前减慢，但智能的发育却明显加速。此期将开发儿童的智力即发展儿童的注意力、观察力、记忆力、思维力和想象力，以及口语表达能力作为重点。提供足够的感官刺激与人际活动是帮助儿童发展的条件，游戏学习是最佳的途径。

3. 人格发育

学龄前儿童是人格发展的重要时期，模仿是儿童人格发展的最大特征，父母的思想、性格和行为对这个时期的儿童具有潜移默化的重要作用，父母是儿童的榜样。学龄前儿童对事物的认识水平比较低，许多抽象的道理还不能理解，直接的、形象的行为习惯常影响他们终身，如礼貌、善良、诚实等。

此期家庭健康的发展要点是：①父母的角色功能与沟通技巧符合家庭成员的心理需要；父母具备榜样的作用，与子女一起成长，不断进步；父母经常与子女沟通，努力缩短与子女心灵的距离，愿意听子女谈知心话，真实地了解自己的子女，教育子女健康成长。②父母能合理地运用家庭内外各种有效的资源去满足子女发展和父母成就发展的共同需求。

（四）学龄儿童期

此期面临的是儿童的身心发展、上学和性教育问题。

儿童入学是走向社会的起点，开始离开父母的怀抱，与家庭之外的环境、个人接触，生活环境、人际关系都发生了重大变化。学习知识、社会规范、道德价值及人际关系，认知能力和社会能力增加，自我中心的成分减少，在人的心理发展中占据重要的地位。思维方式由具体的形象思维逐步实现向抽象思维的转化，在认知能力上大有进步，对现实的知觉增加，自主能力、性格逐渐形成，自尊心已明显形成。

常见的问题：学龄儿童出现适应、学习、行为障碍，表现出情绪不安和身体不适等躯体症状；以及意外事故、感染、身体发育、营养和智力发育等问题。

（五）青少年期

此期面临青少年的教育与沟通、社会化，青少年的性教育及与异性的交往、恋爱的问题。

青少年期是人身心变化最显著的阶段。心理社会方面，青少年追求自我认同和独立自主的自我形象，要求家庭建立新的人际关系和交往方式。生理方面，身高、体重、体型发生重大变化，第二性征出现，性器官发育成熟与性功能开始出现。

常见的问题：青少年恋爱、婚前性行为及精神问题，青少年易于冒险，不良嗜好及不良习惯的养成。

杜瓦尔指出，青少年家庭有六大困境：①家长的严格管理与青少年对自由的追求；②家长对家庭的责任与青少年参与家庭事务；③学业成就与社会活动的均衡；④家庭需要稳定与青少年爱好活跃多变；⑤家长希望受到尊敬与子女采取公开批评的沟通方式；⑥对社会有所贡献的生活与追求无拘无束的生活方式。

全科医生除了应在性知识方面提供必要的教育与咨询外，还应注意体格发育的个体差异和所产生的心理障碍。

（六）子女离家期

此期要面对的是家庭结构和家庭关系的改变、生活重心完全转移到父母、中年父母的身心健康问题等方面的照顾。

孩子离家求学、创业、结婚离开或不离开家庭，父母与子女的关系已逐渐转换为成人间的关系，家庭结构和家庭关系发生变化；孩子要自立、创业，父母不要过多地干预成年的子女，以精神支持子女为宜。

子女离家，父母开始重新关注到对方，生活重心由子女身上重新转移到配偶身上，已沉睡的矛盾可能会重新触发而产生新的家庭危机。子女离家，父母感到空虚、寂寞，产生失落、无奈、无所依靠的感觉（尤其是母亲），严重时可演变成各种身心疾病。

此期家庭的父母年龄已到中年，事业发展已到巅峰，工作生活的压力会引发身心健康问题，慢性病尤其是心脑血管疾病可能开始侵扰中年父母。

（七）空巢期

由于我国独生子女家庭的比例较大以及社会流动的加速，使得年轻一代离家的人数增多，我国大部分家庭提前进入空巢期。

此期要面对的是父母身体功能出现减退、更年期综合征、夫妻关系的重新适应、计划退休后的生活、适应新家庭成员的关系等问题。

父母随年龄的增长，开始感觉到机体老化的过程，已明显感到体力的减退、食量减少、睡眠时间与质量等身体状况的变化，中老年常见疾病，如心血管疾病、关节炎、骨质疏松、前列腺肥大等发生率增高。

父母可能会先后不同程度出现生理异常表现（如心悸、胸痛、胸闷、失眠、多汗、胃肠功能紊乱、月经紊乱和性功能减退）和精神异常早期表现（如敏感、多疑、烦躁、情绪低落、注意力不集中和情绪抑郁）等更年期综合征的表现。

更年期综合征是这一阶段的特征性表现，除了接受精神、行为治疗外，必要时应考虑使用药物治疗。

夫妻在婚姻生活上，夫妻关系和性生活的重新适应常出现新的危机。

此期的家庭常有新家庭成员的加入，双亲可升格为祖父母或外祖父母，家庭成员的关系要适应家庭结构与关系变化的转换。

（八）退休期

此期要面对的是老年性疾病、老年人的生活照顾、失落、无助和孤独的心理关爱等问题。

退休的父母身体功能逐渐衰减，各种慢性疾患已困扰他们，慢性病的防治、预防残疾尤为重要。

退休后经济收入的减少，生活自理能力、社会适应能力的减弱，精神与经济的支持和生活上的照顾，以及对下一代的依赖在两代关系中逐渐占据重要地位。

年老的父母可能会因疾病或疾病引起的残疾、朋友和亲戚逐渐去世、丧偶等产生无助、失落、孤独、焦虑和忧郁等心理与精神异常的健康问题，因此对老年父母的心理关爱和精神支持是非常重要的。

在老年期，面临着丧偶和临终的问题。

丧偶对生者是一个致命的打击。丧偶后，家庭原有的某些生活方式和规律几乎全部破坏。家庭应该调整生活方式，使子女、亲友重新建立和谐的依恋关系，使老人感受到虽然失去了一个亲人，但家庭成员间的温暖与关怀依旧，使他们尽快走出丧偶的阴影，投入新的生活。

高龄衰竭或重病的老人面临着临终的问题，要给予他们精神上的抚慰，目标是提高临终者的生命质量，通过消除或减轻病痛与其他生理症状，排解心理问题和精神烦恐，帮助病患家庭成员承担一些劳累与压力。

家庭生活周期中没有恋爱和丧偶独居这两个阶段，其实这两个阶段对家庭保健来说具有十分重要的意义。

第三节　家庭评估

一、概念

家庭评估是针对家庭与家庭相关的个体、家庭健康问题，综合分析家庭相关资料，对家庭结构、功能、家庭生活周期等做出的评价。家庭评估通过了解家庭的结构和功能状况，分析家庭与个人健康之间的相互作用，掌握家庭问题的真正来源，得出调适个体和家庭问题的解决途径。

二、家庭评估内容

家庭评估内容包括家庭结构评估和家庭功能评估两个方面。

家庭结构与家庭功能状态密切相关、相互影响；不同的家庭结构有与之相对应的家庭功能状态，家庭功能会影响家庭的内在结构。

三、家庭评估方法

家庭评估方法有客观评估、主观评估、分析评估和工具评估等几种类型。

（一）客观评估

客观评估是指对家庭客观的环境、背景、条件、结构和功能进行了解和评价，如家庭基本资料、家系图。

1. 家庭基本资料

（1）家庭的环境：①家庭的地理位置，即在居住区的位置，离学校、商店、车站、公路、医院、派出所和邮电局等社区机构的距离；②周围环境，工厂、空气、绿化、用水、土壤、噪声、震动和辐射等；③居家条件，居住面积、空间分配、居住设施、卫生条件、安全程度、舒适程度、潜在的危害、饮用水、厕所、食物来源、厨房设施和烹调方法等；④邻里关系；⑤社区服务状况。

（2）每个家庭成员的基本情况：可列表填写，项目包括姓名、性别、年龄、家庭角色、职业、文化程度、婚姻状况和主要的健康问题等。

（3）家庭的经济状况：家庭的主要经济来源、年总收入、人均收入、年总开支、年积累数额、消费观念、经济目标。

（4）家庭生活史：主要的家庭生活事件、家庭生活周期、家庭问题、家庭成员的健康问题等。

（5）家庭的健康信念和行为：①生活方式、健康维护和健康促进，例如，吸烟、酗酒、食物和营养、体育锻炼等；②疾病预防，例如，免疫接种、疾病筛检、预防性的口腔保健、儿童保健、妇女保健、老年保健和计划生育等；③是否有能力提供主要疾患的自我保健；④如何选择卫生保健的类型以及得到这种保健的经济能力；⑤对健康的关心程度、是否能及时做出求医决定、家庭是否能对个人的疾患做出适当的反应、家庭照顾患者的能力如何；⑥医疗保健服务的可用性、可及性、熟悉程度和利用程度。

2. 家系图

是描述家庭结构、人口学特征、家庭生活事件、家庭成员疾病间有无遗传联系及社会资料的家族树状图谱。家系图一般由三代人组成，依次按辈分从上到下分级排列，年龄排列长者位左，幼者位右；夫妻关系排列一般男位左、女位右。每人符号旁边可按需要加注年龄、婚姻状况、出生或死亡日期、遗传病或慢性病等资料。从家系图可获得以下几个方面的资料：家庭的结构类型，家庭生活周期，遗传病的发病情况，家庭成员的基本资料。家系图由于变化较小，是了解家庭客观资料的最佳工具，是家庭档案的重要组成部分，一般可在 5~15 分钟内完成。家系图符号及含义见图 3-1，家系图图例见图 3-2。

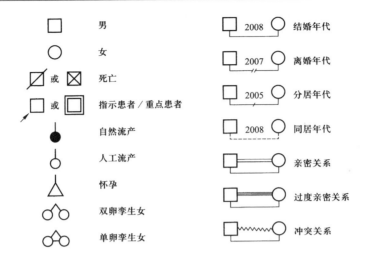

图 3-1 家系图符号及含义

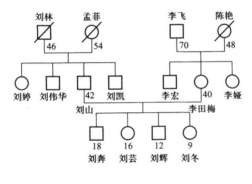

图 3-2 家系图例

（二）主观评估

主观评估是指用自我报告或主观测验等方法分别了解家庭成员对家庭的主观感觉、印象、愿望和反应，如家庭圈、家庭关怀度指数、家庭适应度与凝聚度。

1. 家庭圈

是由家庭成员以简单的图解方式描叙家庭关系的感性认识、情感倾向、家庭成员间关系的亲密程度以及与重要社会网络的联系，作为一种家庭功能的主观评估方法。具体方法是先让患者画一个大圈，然后在圈内画上多个小圈，小圈代表自己和家庭中的其他成员，圈的大小代表家庭成员的权威性或重要性的大小，圈与圈之间的距离表示相互之间的联系或亲密程度。其他朋友和宠物，只要患者觉得他们也是"家庭"的一部分，也可画在圈内。患者画圈的时候，全科医生可离开房间，一般只需要 2~3 分钟，画完后，要求患者解释家庭圈的含义，同时，全科医生可询问一些与家庭关系有关的特殊问题，如距离与亲密度的关系、决定权、角色关系、交往方式、个人界限以及家庭生活史的变化情况等。

全科医生必须明确地指出，家庭圈无所谓对或错，每位家庭成员所画的家庭圈可能是不同的，通过对家庭圈的讨论，全科医生可以了解患者的情感反应和可能存在的与家庭有关的心理、社会问题。

家庭圈是一种了解家庭结构与功能的简单方法，所反映的只是患者当前对家庭关系的主观感觉，是极易变化的，画圈的日期很重要，尤其是在家庭生活周期的转变阶段或家庭成员发生严重疾病时。如图 3-3 反映，这个家庭中父亲是家庭中最重要的人物，其次是母亲，患者与母亲的关系较为紧密，与父亲、妹妹的关系较疏远，妹妹与父母相处很和谐，家庭内大家最宠的是喂养的小狗。

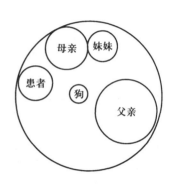

图 3-3　家庭圈示例

2. 家庭关怀度指数（APGAR 问卷）

斯米尔克（Smilk）根据家庭功能的特征，设计了"家庭关怀度指数"量表，它是主观评估法中比较简便的一种。

第一部分：测量个人对家庭功能的整体满意度，共 5 个题目，每个题目代表一项家庭功能。

（1）适应度（adaptation，A）：主要反映家庭遭遇危机时，个人和家庭利用家庭内外资源的情况如何。

（2）合作度（partnership，P）：主要反映家庭成员间互相分担责任和做出决定的方式如何。

（3）成长度（growth，G）：主要反映家庭成员在身心发展与自我实现方面如何获得家庭其他成员的支持和指导。

（4）情感度（affection，A）：主要反映家庭成员间相爱的程度。

（5）亲密度（resolve，R）：主要反映家庭成员间共享相聚时光、金钱和空间的情况。

简称 APGAR 问卷，见表 3-3 家庭功能 APGAR 评估问卷。

表 3-3　家庭功能 APGAR 评估问卷

问题	经常这样（2分）	有时这样（1分）	很少（0分）
A. 当我遇到问题时，可以从家人那里得到满意的帮助 补充说明＿＿＿＿＿＿＿＿＿＿＿＿＿＿＿＿＿＿	□	□	□
P. 我很满意家人与我讨论各种事情以及分担问题的方式 补充说明＿＿＿＿＿＿＿＿＿＿＿＿＿＿＿＿＿＿	□	□	□
G. 当我希望从事新的活动或发展时，家人都接受且给予支持 补充说明＿＿＿＿＿＿＿＿＿＿＿＿＿＿＿＿＿＿	□	□	□
A. 我很满意家人对我表达感情的方式以及对我情绪的反应 补充说明＿＿＿＿＿＿＿＿＿＿＿＿＿＿＿＿＿＿	□	□	□
R. 我很满意家人与我共度时光的方式 补充说明＿＿＿＿＿＿＿＿＿＿＿＿＿＿＿＿＿＿	□	□	□

以上 5 个问题有 3 个答案可供选择，若答"经常这样"得 2 分，"有时这样"得 1 分，"几乎很少"得 0 分。将 5 个问题得分相加，总分 7~10 分表示家庭功能良好，4~6 分表示家庭功能中度障碍，0~3 分表示家庭功能严重障碍。另外，通过分析每个问题的得分情况，可以粗略了解家庭功能障碍的基本原因，即

哪一方面的家庭功能出了问题。

第二部分：了解受测者与家庭其他成员间的个别关系，分良好、较差、恶劣三种程度。

以上方法属于患者自我评价的一种类型，主要反映个别家庭成员对家庭功能的主观满意度。这种方法简便易行，可在 5 分钟内完成，一般用于门诊患者的家庭功能筛检。"家庭关怀度指数"可以帮助全科医生了解患者可能得到的家庭照顾或支持的程度，"关怀指数"较高表明患者能得到良好的家庭照顾或支持。相反，患者将更依赖于医疗保健服务。应该注意的是，个人对家庭的满意度不能完全反映家庭功能的实际状况；儿童与父母对家庭的期望和满意程度明显不一致；婚姻满意度会随着家庭生活周期的转变而变化。

3. 家庭适应度及凝聚度评估表（FACES）

FACES 也是一种主观评估方法，由 Olson 等人于 1982 年和 1985 年修改为 FACES Ⅱ 和 FACES Ⅲ，用来测定家庭的适应度（adapt ability）和凝聚度（cohesion）。

家庭的适应度和凝聚度是家庭行为的两个方面。凝聚度描述了家庭的两个方面：①家庭成员之间感情的联系。②家庭成员各自的自主性。适应度则描述了家庭重组结构、进行变化的能力。反映了家庭面对压力时对家庭权利结构、角色关系的调节能力。

在凝聚度极高的缠结型家庭中，成员之间的联系过强而自主性不足；而在凝聚度极低的破碎型家庭中，成员之间的联系过弱而自主性过度。

当适应度与凝聚度达到平衡时，家庭功能状态最佳。在凝聚度方面，需要在过度亲密（它导致家庭系统缠结状态）和过度疏远（它导致家庭系统破碎状态）之间找到平衡点；在适应度方面，也需要在变化过多（它导致家庭系统混乱状态）和变化过少（它导致家庭系统僵硬状态）之间达到平衡。这种各状态的过渡和组合可用 Circumplex 模型来表达（图 3-4）。

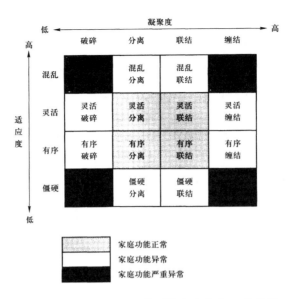

图 3-4 用 Circumplex 模型将家庭分为 16 种类型

在 Circumplex 模型分出的 16 类家庭中，中心的 4 类为凝聚度、适应度均达到平衡的家庭，是功能正常的家庭。最外围的 4 类为功能障碍最严重的家庭。

FACES Ⅱ 问卷分为三种，分别用于成人家庭、有青少年的家庭和年轻夫妇双人家庭。每种问卷都有 30 个问题组成（表 3-4），问题的右侧有与各个答案相对应的分数。首先，将答卷者各题的分数用下列方法（表 3-5）分别算出凝聚度和适应度的得分；然后，根据表 3-6 找出得分所对应的凝聚度和适应度的性质；最后，便可将所评估的家庭归入 16 种家庭类型中的一种。

表 3-4 FACES Ⅱ 成人问卷

问 题	从不	很少	有时	经常	总是
	1	2	3	4	5
1. 遇到困难时，家人能互相帮助	1. ☐	☐	☐	☐	☐
2. 在家里，每个人都能自由发表意见	2. ☐	☐	☐	☐	☐
3. 同外人讨论问题比同家人容易	3. ☐	☐	☐	☐	☐
4. 做出重大的家庭决定时，每个家庭成员都参与	4. ☐	☐	☐	☐	☐

续　表

问　题	从不 1	很少 2	有时 3	经常 4	总是 5
5. 家庭成员能融洽地相聚在一起	5. ☐	☐	☐	☐	☐
6. 在为孩子定规矩时，孩子也有发言权	6. ☐	☐	☐	☐	☐
7. 家人能一起做事	7. ☐	☐	☐	☐	☐
8. 家人能一起讨论问题，并对做出的决定感到满意	8. ☐	☐	☐	☐	☐
9. 在家里，每个人都各行其是	9. ☐	☐	☐	☐	☐
10. 家务活由各家庭成员轮流承担	10. ☐	☐	☐	☐	☐
11. 家庭成员相互了解各自的好友	11. ☐	☐	☐	☐	☐
12. 不清楚家里有哪些家规	12. ☐	☐	☐	☐	☐
13. 家庭成员在做决定时同其他家人商量	13. ☐	☐	☐	☐	☐
14. 家庭成员能畅所欲言	14. ☐	☐	☐	☐	☐
15. 我们不太容易像一家人那样共同做事	15. ☐	☐	☐	☐	☐
16. 解决问题时，孩子的建议也予以考虑	16. ☐	☐	☐	☐	☐
17. 家人觉得互相很亲密	17. ☐	☐	☐	☐	☐
18. 家规很公正	18. ☐	☐	☐	☐	☐
19. 家庭成员觉得同外人比同家人更亲密	19. ☐	☐	☐	☐	☐
20. 解决问题时，家庭成员愿意尝试新途径	20. ☐	☐	☐	☐	☐
21. 各家庭成员都尊重全家共同做出的决定	21. ☐	☐	☐	☐	☐
22. 在家里，家人一同分担责任	22. ☐	☐	☐	☐	☐
23. 家人愿意共同度过业余时间	23. ☐	☐	☐	☐	☐
24. 要改变某项家规极其困难	24. ☐	☐	☐	☐	☐
25. 在家里，各家庭成员之间相互回避	25. ☐	☐	☐	☐	☐

续　表

问 题	从不 1	很少 2	有时 3	经常 4	总是 5
26. 出现问题时，我们彼此让步	26. ☐	☐	☐	☐	☐
27. 我们认同各自的朋友	27. ☐	☐	☐	☐	☐
28. 家庭成员害怕说出心里的想法	28. ☐	☐	☐	☐	☐
29. 做事时，家人喜欢结对而不是形成一个家庭群体	29. ☐	☐	☐	☐	☐
30. 家庭成员有共同的兴趣和爱好	30. ☐	☐	☐	☐	☐

表 3-5　计算凝聚度和适应度的方法

凝聚度	适应度
第 3、9、15、19、25、29 题得分之和	第 24、28 题得分之和
用数字 36 减去步骤 1 的结果	用数字 12 减去步骤 1 的结果
其余所有奇数题及第 30 题得分之和	其余偶数题得分之和（第 30 题除外）
步骤 2 和 3 的结果之和	步骤 2 和 3 的结果之和

表 3-6　凝聚度和适应度得分的转换表

凝聚度	0~50 分	51~59 分	60~70 分 71	71~80 分
	破碎	分离	联结	缠结
适应度	0~39 分	40~50 分	46~54 分 55	55~70 分
	僵硬	有序	灵活	混乱

（三）分析评估

分析评估是利用家庭动力学原理、家庭系统理论和家庭发展的一般规律来分析家庭的结构和功能状况，推测家庭与个人健康之间的相互作用机制和家庭问题的来龙去脉。

1. 家庭动力学评估

家庭动力学是指反映家庭的组成成分、家庭关系、家庭成员间相互作用和家庭最终目标的运作机制。根据家庭动力学的基本原理，对组成家庭内在结构的各个部分分别进行评价，最终找出家庭问题的根源。

（1）家庭界限：即家庭成员对外活动的规则。包括评估家庭与外界联系的原则、通透性，家庭对外部资源的利用程度、对环境变化做出反应的能力等。

（2）家庭权力中心：评估家庭权力中心的家庭观念、道德准则、法律意识和个人的品质与能力通常决定和调控家庭成员行为的方式。

（3）家庭角色：评估家庭角色的认知、角色的期待、角色的适应性和弹性、角色的扮演情况和角色的行为被社会认同的状态。

（4）家庭的空间领地和感情气氛：评估家庭成员的空间、私密领地、情感交流、表达方式，相爱的程度，是否能满足家庭成员个性发展的需要及家庭共同的需求。

（5）交往方式：评估家庭成员感情交往的方式、交往能力，了解交往方式是否符合家庭成员的发展与家庭周期的转换。

（6）家庭资源：评估家庭内外资源是否充足、是否能充分利用、缺乏什么资源和缺乏的程度如何等。

（7）家庭价值观：是指家庭成员对家庭活动的行为准则和生活目的的共同态度或基本观点。价值观深深影响家庭成员的情感、思维方式和行为。它受传统观念、社会伦理道德和法律规范等因素的影响。

（8）家庭的生活目的：家庭的生活目的决定着家庭动力学的全部过程，家庭成员围绕生活目的统一行动，共同努力。

2. 家庭工具评估

是指利用预先设计好的家庭评估工具来评价家庭结构和功能的状况。

（1）家庭评估模型（Me Master 家庭评估模型）：Me Master 模型阐明了一个

家庭维持正常功能活动的基本条件和过程。这一模型认为，家庭必须具备以下几个方面的能力（图3-5）：家庭应有能力解决各种各样的问题，家庭是解决问题的有效单位；家庭问题的解决，家庭成员需进行有效的交流，明白每一个家庭成员的角色任务，在解决问题的过程中，家庭成员用家庭中特有的方式进行感情交流、相互关心和照顾，并考虑到家庭成员个性发展的需要；家庭必须有能力适当地控制其成员的行为。以上任何一个环节出现问题时，均可导致家庭出现功能障碍。

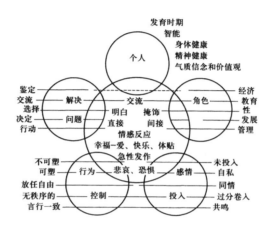

图3-5 Mc Master 家庭评估模型

McM aster 模型为我们提供了家庭功能整体性评估的一种基本思路，通过 Mc Master 模型评估能回答几个问题：①压力来源于何处？②家庭的调适弹性如何，灵活还是僵硬？③家庭的亲密度如何？④与此次问题有关的家庭相互作用模式是什么？⑤如果已出现家庭危机的话，为什么会此时出现？这是全科医生评价家庭功能的参考体系。

（2）家庭外资源评估——ECO-MAP 图；把家庭作为对象，调查家庭外资源有关成分的有和无，有多少，并记录各种成分与家庭的联系强度，然后进行归类汇总，可以用 ECO-MAP 图来表示（图3-6）。图中圈的大小表示资源的多少，不同的连线表示联系的强度。

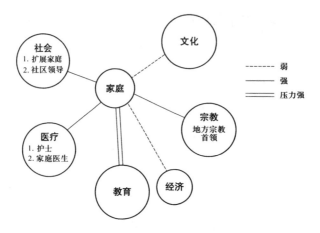

图 3-6　评价家庭外资源的 ECO-MAP 图

第四节　家庭照顾

多尔蒂（Doherty）和巴里德（Barid）将家庭照顾的服务等级分为 5 级（表 3-7）。

表 3-7　家庭照顾的服务等级

级别	内容
1. 对家庭的考虑最少	与家庭只讨论生物学方面的问题
2. 提供医疗信息和咨询	诊治中考虑家庭因素，能简单地识别家庭功能紊乱并转诊
3. 同情和支持	在家庭讨论中，强调压力和情感对疾病和治疗的作用
4. 评估和干预	在家庭讨论中，帮助他们改变角色和相互作用模式，以便更有效地适应压力、疾病和治疗
5. 家庭治疗	定期同家庭会面，改变家庭内与身心疾病有关的不良和相互作用模式

一、家庭咨询

咨询就是通过人际关系，为咨询对象提供帮助、教育和使其提高的过程。咨询是全科医生日常工作的一部分内容，可在诊所、患者家中、娱乐场所或路上相逢时进行。家庭咨询的对象是整个家庭，家庭咨询的内容是家庭所有成员的共同问题。

咨询的目的是全科医生通过运用自己的交往技巧和相关的知识来帮助人们认识问题，做出正确的决定，最终有效地解决问题。

咨询的基本要求是全科医生与被咨询的家庭和家庭成员建立一种相互信任、平等相处的人际关系，以朋友、帮助者、教育者的身份帮助家庭认识家庭问题，最终有效地解决问题，问题最终还是要靠被咨询者自己去解决。

家庭咨询的内容可能涉及家庭生活周期的各个阶段、疾病的整个过程及问题的各个方面。全科医生应该具备比较广阔的知识面，掌握适当的咨询技巧，以便为个人及其家庭提供理想的咨询服务。咨询是一种综合性的服务，而且也是一种更具艺术性的服务。

（一）家庭咨询的主要内容

1. 家庭遗传学咨询

包括遗传病在家族中发病的规律、婚姻限制、生育限制、预测家庭成员的患病可能等。

2. 婚姻咨询

夫妻之间的相互适应问题、感情发展问题、性生活问题、角色扮演问题和生育问题等。

3. 其他家庭关系问题

如婆媳关系、父子关系、母女关系、兄弟姐妹关系，继父、继母和领养子女的关系等。

4. 家庭生活问题

孩子出生、孩子离家、退休、丧偶和独居等。

5. 子女教育和父母与子女的关系问题

儿童青春期的生长发育问题、与父母的关系适应问题、角色适应与交往方式问题、独立性与依赖性的平衡问题和人生发展与父母期望问题等。

6. 患病成员的家庭照顾问题

家庭成员患病的过程和预后、家庭应做出什么反应、家庭照顾的作用和质量等。

7. 严重的家庭功能障碍

往往是家庭成员间的交往方式问题或家庭遭遇重大的生活事件。

(二) 家庭咨询的作用

1. 教育

全科医生扮演教育者的角色，针对所有的家庭成员，针对整个家庭。家庭教育的内容包括家庭动力学、儿童发育、应付家庭生活中的紧张事件、处理精神或躯体疾患、与家庭讨论他们的问题和对成员的疾患做出反应等。

2. 预防

通过超前的教育来预防问题的产生，家庭在任何一个生活周期内，都会遇到一些特殊的、需要应付的问题，全科医生完全可以预测到这些问题，对家庭具有针对性的预防性教育，使家庭提前做好预防性准备，避免家庭问题与家庭危机的产生和对问题做出的主动处理。

3. 支持

家庭咨询的核心功能是支持，处于危机状态的家庭最需要的帮助就是全科医生的有效支持，可以在问题的认知、技能、交往方式、情感表达和资源利用等多个方面给予支持帮助和指导。

4. 激励或鞭策

家庭咨询的另一个重要功能就是激励家庭改变不良的行为方式或交往方式。

二、家庭治疗

家庭治疗是指对家庭的功能、角色、互动模式的调适，涉及心理、行为问题的治疗，是一种综合性的、广泛的家庭关系治疗。家庭治疗包括家庭咨询、家庭教育、预防、保健等多方面的工作，通过有效的干预措施，使家庭建立起新型的相互作用模式，改善家庭的人际关系，维护家庭的整体和谐功能。

一个人一生中每个阶段的心理发展与其家庭影响有着密切的关系，家庭中每个成员的个性、价值观，以及对社会的适应模式等，都在家庭的影响下形成。家庭成员之间密切交往，互相产生正性的和负性的影响。但是，由于家庭功能不良，诸如家庭领导功能不良、家庭界限不清、外人插入、家庭内部互相摩擦、家庭关系扭曲、单亲家庭、重组家庭、寄养家庭、家庭松散、互不关心、中老年人的困难以及家庭交流模式不同等，都能使所有家庭成员在不同程度上卷入家庭纠纷，在病态的家庭关系中占有一角，从而导致各种病态情感和行为障碍，使家庭陷入危机状态。家庭危机是家庭治疗的一大指征。

（一）家庭治疗的原则

（1）家庭治疗的着眼点是整个家庭成员，以家庭整体为重点进行集体治疗，纠正共有的心理病态。

（2）"确诊的患者"所存在的问题只不过是症状而已，其家庭本身才是真正的患者；注重感情与行为，问题的解决靠家庭成员间的相互关爱、理解和坦诚。

（3）家庭治疗医生的任务是协助每个家庭成员了解家庭病态情感结构，帮助分析家庭问题及可能发生的结果，帮助改善和整合家庭功能的决定由家庭中的成员自行决定。

（二）家庭治疗的组织

凡与家庭功能紊乱有关的成员均参加，甚至可包括一些有关的社会成员，如朋友、医生、监护人等。要克服参加人员的顾虑和阻力，如怕家丑外扬、互相抱怨、家庭被社会歧视等。

（三）家庭治疗的实施

1. 介入家庭创造良好的氛围

全科医生选择合适的机会集合全体家庭成员，首先营造和谐的气氛，每个成员都能自由地、心平气和地发表意见。注意家庭成员之间的关系，如谁和谁坐得最近，各人选择座位的方式，每个人发言的频度，其他成员的反应和表情。

2. 指导协调交流

由家庭治疗者担任指导、启发、协调角色。让家庭成员之间在思想和情感上直接交流，鼓励互相尊重，避免争吵、抱怨，各人多做自我批评。

3. 分析和找出问题

对家庭的结构和性质先有一个分析和类化。家庭的结构形式可以引导出家庭存在的问题。例如，家庭可分为不和谐家庭、破碎家庭（有人死亡或离异）、杂合家庭（一方或双方带有儿女，再婚组合家庭）、不幸家庭（有慢性病患者、残疾人，或受政治迫害的家庭）。治疗者接触每一家庭成员了解其交往方式、家庭的规则、家庭不和谐之处；找出存在的问题，即目前的烦恼和困境产生的根源有哪些。

4. 协商讨论问题

以集体心理咨询和集体心理治疗的形式进行。家庭治疗者和家庭成员一起共同分析、讨论，找出问题的症结，要让每一个家庭成员都参与，而不是个别成员。让每个家庭成员认识到自己对存在的问题的责任，发表自己的看法，研究如何摆脱困难，解决家庭成员之间的关系。强调每个成员都应承担义务和责任，都应互通信息，相互了解和理解，并能相互尊重和容忍，不能只强调自己的家庭角色，而一味指责他人。家庭治疗还应包括家庭生活艺术、家庭管理、心理卫生知识介绍，照顾老人和患者的护理知识，以及如何运用社会资源的支持等。

5. 建立新的规则和新的方式

随着家庭原有的交互作用方式、成员的角色和模糊的规则被否定，需要建立新的规则和新的方式，而这是一个很长的过程，家庭会发生"真空"。治疗者的任务是鼓励家庭成员忍受不适，看到新方式带来的积极后果，注意积极地反馈。

6. 家庭治疗效果的评价

干预是否有效，是否取得了进步。如果效果不明显就应重新分析问题，查找问题所在；如果有进步则制定长期教育计划，巩固现有成果。

三、家访

家访是全科医生提供人性化、连续性、协调性、综合性和可及性照顾的重要的服务方式，是全科医生主动服务于个人和家庭的重要途径。

（一）家访的必要性

（1）通过家访，全科医生能了解到客观、真实的家庭背景资料，才能发现真正的患者，找到问题的真正原因，做出正确的诊断或判断。

（2）通过家访全科医生能接触到没有就诊的患者和健康的家庭成员，接触早期的健康问题或全面评价个人的健康危险因素，有利于全科医生做出早期诊断并提供综合性的预防保健服务。

（3）家访可以满足一些特殊患者（如老年人、残疾人、长期卧床的患者、不愿住院的患者、临终患者等）及其家庭对医疗保健服务的需求，提供人性化、连续性、协调性、可及性照顾，效果往往比住院更理想。

（4）家访有利于指导家庭对患者的照顾和康复，有利于观察患者遵医行为、患者对治疗的反应，有利于评价家庭照顾的质量。

（二）家访的适应证

1. 某些急症病

例如：一过性的严重疾患，转诊医院前的治疗，如减轻疼痛、复苏、心源性哮喘的急性处理。

2. 行动不便、长期困于家中的慢性病患者

如脑卒中偏瘫、多发性硬化症、类风湿性关节炎、行动不便的老年人等。全科医生上门服务有利于慢性病患者的治疗和康复，预防行动不便的老年人发生意外。

3. 出院患者的评价和继续治疗

新出院的患者可能需要在家庭中接受继续治疗，并在家庭的照顾下逐渐康复。全科医生通过家访可以正确评价患者的适应或恢复情况以及所遇到的问题，及时调整治疗方案。

4. 有心理社会问题的患者及不明原因地不遵医嘱的患者

全科医生通过家访可以了解家庭背景资料，找到问题的真正原因，做出正确的诊断或判断。

5. 为临终患者及其家庭提供服务

临终可能会为患者带来痛苦，家庭成员的死亡对居丧的家庭是一种巨大的压力。全科医生可以在家访时为临终患者提供必要的医疗服务和临终关怀服务，为处于危机中的整个家庭提供必要的支持。

6. 家庭结构和功能的评价

患者在家庭中能更轻松地表达他们的感情，会揭示出一些深层的感情矛盾和家庭危机。全科医生才能发现另一个人的存在和患者尚未注意到的问题。

7. 有新生儿的家庭

一般的新生儿母婴访视是由妇幼保健医生完成，某些情况下也可能由全科医生进行。

(三) 家访的神类

1. 评估性家访

常用于有家庭问题或心理问题的患者，以及年老体弱患者的家庭环境考察，

目的是对照顾对象的家庭进行评估。

2. 连续照顾性家访

主要用于慢性病、行动不便的家庭病床患者以及临终关怀服务。目的是提供连续性照顾性的服务。

3. 急诊性家访

某些急症病、一过性的严重疾患的处理。目的是随机性地临时处理家庭紧急情况与问题。

（四）家访的注意事项

（1）家访要有周全的计划，有明确的家访目的。

（2）家访要选择合适的时间，避免干扰家庭的生活，选择家庭成员能全体相聚在一起的时候。

（3）严格控制家访的时间长度，以 30 分钟至 1 小时为宜。

（4）家访结束前要做一个简单的总结，告知本次家访的结果。

（五）家访的程序

（1）评价家访的必要性。

（2）确定家访的目的。

（3）制定家访的计划，包括分几次进行、家访的目的与内容、参与人员、所需要的时间。

（4）实施家访计划，携带准备好的资料、工具，按时间、程序进行。

（5）确定和预约下一次家访的时间与内容。

（6）书写家访记录。

（7）书写家访报告，按规定的格式书写。

四、家庭预防

全科医生必须认识到家庭如人一样是在不断成长与发展的，应将家庭作为一个患者来照顾。根据家庭生活周期预测家庭问题，提供预防性保健，家庭在每一个发展阶段都存在特定的可以预见的家庭问题。在家庭问题尚未发生时，我们可以根据一般规律及家庭所处的发展阶段预测问题。

家庭的压力与家庭成员生病有着直接的关系，家庭是预防疾病的重要资源，是实施预防措施的良好场所。家庭预防工作的内容与疾病的三级预防一致。表 3-8 列举了在三级预防中家庭参与的工作内容。

表 3-8　家庭预防工作内容

预防级别	家庭预防工作内容
一级预防	预防生活方式疾病，如不合理饮食、吸烟、酗酒、缺乏体育锻炼 健康维护，如免疫接种、健康筛查、健康监测 家庭咨询，如指导性生活、婚姻指导、产前保健、老年人保健
二级预防	医生同患者共同监测健康 医生鼓励患者及时就医，及早发现、诊断和治疗 监督患者合理、及时用药及用药安全
三级预防	对患慢性病的家庭成员，督促其遵医嘱，提高生活质量 指导家庭成员适应患慢性病所带来的变化 对家人患重病或临终所带来的家庭危机做出调适

五、家庭病床

家庭病床是医疗单位对适合在家庭条件下进行检查、治疗和护理的某些患者，在其家庭就地建立的病床，并坚持普及与提高相结合、中西医结合，医疗、预防、保健、康复相结合的方针。

在我国有历史资料显示，家庭病床于 20 世纪 50 年代首先在天津兴起，70 年代起在我国各地已经初步建立专科性的家庭病床。21 世纪社区卫生服务在我国广泛开展，以家庭为单位的服务是全科医生的特征性服务模式之一。

家庭病床是以家庭作为服务场所，选择适宜在家庭环境下进行医疗或康复的病种，让患者在熟悉的环境中接受医疗和护理，既有利于促进患者的康复，又可减轻家庭经济和人力负担。家庭病床的服务分类见表3-9。

表3-9　家庭病床的服务分类

分　类	举　例
药物治疗	口服、肌内注射、静脉注射等
饮食疗法	糖尿病、肝病、肾病等的营养治疗
心理咨询治疗	特殊人群和某些疾病的心理咨询和心理治疗
中医治疗	针灸、按摩、拔火罐等
家庭护理	精神病患者、残疾人等的护理
物理疗法	热疗、磁疗等
运动疗法	指导开展适于患者的各种体育锻炼
临床检查	如脑电图、理化检验
自我治疗	指导患者自我护理、自我监督

家庭病床的主要任务是：做好对建床患者的医疗服务；扩大预防，开展健康体检、疾病普查、防治疾病；开展家庭条件下的康复医疗；宣传、普及防治疾病、家庭医学保健知识；选择适当病种进行疗效观察，研究治疗、预防和康复措施，不断加以总结。

(一) 哪些人可以办理家庭病床

(1) 病情适合在家庭医疗的老年病、常见病、多发病患者。

(2) 出院后恢复期仍需治疗、康复的患者。

(3) 老弱病残到医院连续就诊困难的患者。

(4) 适合家庭病床治疗的部分妇产科、传染病、职业病、精神病患者。

（5）晚期肿瘤、临终的患者，以及需要支持治疗和减轻痛苦的患者。

（6）对在门诊看病困难而不需要住院的长期慢性病患者，要搞好出诊，可不建床。

（二）家庭病床的优点

（1）体现全科医学的人性化、连续性、可及性、综合性、一体化的服务。

（2）全科医生上门服务，减轻社会及家庭的经济负担。

（3）患者在舒适的家庭环境中接受治疗，心理压力小，也免除了来往路途的劳累，为患者就医提供方便，有利于疾病的治疗和康复。

（4）通过有针对性的健康知识宣教和对患者的追踪观察，在细心服务的同时也能教会居民自我保健，合理地利用卫生资源。

（5）具有方便、经济、有效等特点。

六、家庭康复

现代经济不断发展，人口进入老龄化，目前中国 60 岁以上的老年人达 2 亿以上，比例占总人口的 14.9%。各种慢性病，如心脑血管疾病、癌症、糖尿病、帕金森病、老年性痴呆等已占疾病谱和死因谱的主导地位，人们对康复的需求越来越大。世界卫生组织最新数据显示，到 2020 年，全球癌症发病率将增加 50%，即每年将新增 1 500 万癌症患者。癌症患者手术或放射治疗后可能出现终身残疾，患者会出现明显的紧张、恐惧、焦虑、抑郁等心理障碍。据我国残疾人抽样调查显示，我国肢体残疾者近 800 万人，超过 80% 的人一生中至少有一次腰背痛。全世界大约有 2 亿骨质疏松患者，我国的患者已近 6000 万人，世界各国政府用于因腰背痛和骨质疏松引起的疾病、并发症和残疾者的医疗费用和保险费用非常庞大。据世界卫生组织 2001 年数据显示，全球抑郁症的发病率约为 11%，目前已经成为世界第四大疾病，预计到 2020 年，可能成为仅次于心脏病的人类第二大疾患。以家庭为基地的家庭康复在减轻医疗费用、改善生活自理能力和生活质量方面有巨大的作用。

（一）康复的定义

世界卫生组织医疗康复专家委员会将康复定义为："康复是指应用各种有用的措施以减轻残疾的影响和使残疾人重返社会"。

（二）全科医学的家庭康复

是在全科医生的指导下，在家庭环境中以家庭为基地进行康复的过程，不涉及复杂的技术，而是充分利用现有的资源，对患者进行康复训练，帮助患者适应家庭生活环境，参加家庭生活和家务劳动，以家庭一员的身份与家庭其他成员相处，使家庭康复成为康复医疗整体服务中的一个组成部分。

（三）家庭康复的目的

是使患者疾病好转或痊愈，生理功能得到康复，心理障碍得到解除，使残疾者能更多地获得生活和劳动能力，达到全面康复。

（四）家庭康复的主要内容

（1）开展宣传教育，提高家庭成员对康复的认识，同时激发社区居民、患者及其家属参与康复的意识。

（2）以社区和家庭为基础，对需要康复的患者采取相应的康复措施，包括运动训练、生活自理能力训练、劳动技能训练、语言能力训练、体能训练和物理治疗，以及开展心理咨询、家庭保健及社会服务等，改善生活自理能力和劳动能力，提高其生命质量。

（3）协调社区有关部门，开展教育康复、职业康复、社会康复，促进全面康复的实现。

（五）家庭康复应遵循的原则

（1）因人而异，康复对象需考虑不同种类、不同程度的残疾者。

（2）在家庭环境中以家庭为基地进行，由家庭训练员（患者家属）或患者负责。

（3）大量康复医疗实践说明，康复医疗成功与否，往往取决于康复开始时间的早晚和康复方法的正确性。

（4）应用正确的康复知识和技术。

七、家庭护理

家庭护理是一门系统的学科，需要根据患者病种的不同，采取相应的护理方法，主要包括饮食、功能训练、心理、皮肤护理等方面。

在全科医疗服务中，家庭护理是全科医学综合性、协调性、可及性服务的组成部分，全科医生和护理人员通过家庭护理可以向家庭传递有关健康的知识、技能，满足家庭的需要，维持家庭的正常结构和功能状态，使家庭及其成员达到最佳的健康水平。

家庭护理的内容有如下方面：

（一）观察病情变化

主要是指体温、脉搏、呼吸、血压和瞳孔等，做好记录。这些生命体征的变化都反映出疾病的好转或者恶化。

（二）医疗护理

1. 治疗护理

如退热、输液、输氧、排气、排痰和导尿等采用治疗手段时的护理，保持各种管道畅通，做好记录。

2. 用药护理

督促患者用药，正确服用，观察药物不良反应等。

3. 诊察护理

如化验标本的正确采集，做各类检查时的护理等。

（三）生活护理

生活护理要求做到"六洁""五防""三无""一管理"。

1. "六洁"

指的是口腔、脸及头发、手足、皮肤、会阴和床单清洁。

2. "五防"

指的是防压疮、防体位性低血压、防呼吸系统感染、防泌尿系统感染和防交叉感染。

3. "三无"

指的是无坠床、无烫伤、无粪石。

4. "一管理"

即膳食管理。根据患者病种病情的需要，制作特定的食谱，科学合理安排患者饮食，以补充有足够营养，促进机体恢复。

（四）休息与睡眠

创造安宁的环境，保证患者充分的休息与睡眠，任何疾病的好转、康复都需要充足的休息和睡眠。

（五）心理护理

家庭中有人患病后尤其是较严重的疾病会使家庭（或家庭成员）和患者产生不同程度的焦虑、恐惧及其他心理负担，这些都将影响患者的康复，减轻家庭（或家庭成员）和患者的心理压力是护理的重要内容之一。

第四章　社区健康照顾

第一节　社区卫生诊断

全科医生要做好社区卫生服务工作，必须首先弄清本社区人群的实际健康状况、健康需求及社区的具体条件，以便制定针对性的医疗保健措施。这就要求全科医生通过社区卫生调查，获取有关资料并进行深入分析，在此基础上做出社区卫生问题的正确判断，这是社区卫生服务工作的重要前提条件。

一、社区卫生诊断的概念

（一）社区的定义

关于社区的概念，早在 19 世纪 80 年代，德国学者腾尼斯曾给社区定义为：社区是以家庭为基础的历史共同体，是血缘共同体和地缘共同体的结合。20 世纪 30 年代，我国著名社会学家费孝通给社区下的定义是：社区是若干社会群体（家庭、氏族）或社会组织（机关、团体）聚集在某一地域里形成一个生活上相互关联的大集体。20 世纪 80 年代，世界卫生组织在苏联阿拉木图召开的初级卫生保健国际会议上指出：社区是以某种经济的、文化的、种族的或某种社会的凝聚力，是人们生活在一起的一种社会组织。

世界卫生组织认为一个有代表性的社区，人口数在 10 万~30 万人，面积在 5~50 km^2。在我国，一般将社区分为城市社区与农村社区，城市社区一般是指街道、居委会；农村社区一般是指乡镇、村。

社区由一定数量的人群组成，社区人群具有共同的地理环境、共同的文化背景、共同的信仰、共同的利益和共同的需求等，因此，社区人群间有强大的认同感、归属感和凝聚力。

尽管不同社区的人口规模、地域大小不同，社区的构成一般都包括下列五个基本要素：①有一定数量的人群；②有一定的地域；③有一定的生活服务设施；④有共同的生活方式和文化背景；⑤有相应的管理机构。

（二）社区卫生诊断的定义

全科医生进入社区开展全科医疗服务时，首先需要了解社区，才能在社区向居民提供"长期负责式的照顾"。而要想全面了解社区，了解社区居民健康问题的本质，则必须开展社区卫生诊断。社区卫生诊断是以流行病学的研究方法为基础，通过社区卫生调查，科学、客观、系统、全面地分析社区卫生状况、社区人群的健康状况和社区卫生资源等，找出社区存在的主要健康问题及其影响因素，并确定优先解决问题的时序。

通过社区卫生诊断，可以合理利用有限的卫生资源，有效地控制各种疾病在社区中的流行，更好地维护和提高社区全体居民的健康，这是制订社区卫生服务计划、实施社区干预和组织社区保健的前提。

（三）社区卫生诊断的目的

社区卫生诊断是医学发展的一个标志，它以社区人群及其生产、生活的环境为对象，以社区人群的健康促进为目的，体现了生物—心理—社会医学模式的战略思想。其目的包括以下几个方面：

（1）发现社区的主要健康问题，确定社区需优先解决的卫生问题。

（2）分析造成社区健康问题的主要原因，了解和发掘社区资源，评价解决社区健康问题的能力。

（3）为制订社区卫生计划提供必要的参考资料。

（4）为社区综合防治效果的评价提供基本数据。

总之，社区卫生诊断可以更好地了解居民的需要和需求，从而掌握卫生服务的方向，提供有效的具有针对性的社区干预。

（四）社区卫生诊断与临席诊断的区别

社区卫生诊断同临床诊断一样，强调对疾病或健康状况基本情况的正确认识和把握，但二者又存在明显的差异。其根本的区别在于临床诊断是在个体疾病发生之后，临床医生对患者进行检查和实验室检查后得出的综合判断，其主要研究对象是患者个体。而社区卫生诊断则是社区卫生工作者利用科学的方法收集社区内人群健康状况、社区内可利用的卫生资源，以及卫生资源的利用情况等资料来对社区健康状态进行描述，并确定社区内主要优先的卫生问题的过程。具体差异见表 4-1。

表 4-1　社区卫生诊断与临床诊断的比较

项目	临床诊断	社区卫生诊断
对象	个体患者	社区居民及社区环境
时间	疾病发生以后	任何时候
问题表现	症状、体征	健康问题和状况
地点	各级医院	社区
目标	疾病的诊疗	社区人群的健康促进
方法	临床推理	流行病学调查和统计学分析
资料来源	病史询问	社区专题调查
	体格检查	社区卫生日常工作记录
	实验室检查	社区卫生常规统计报表
行动措施	确定疾病名称	发现社区主要健康问题、确定解决问题的优先顺序
	找出原因	找出健康问题的主要影响因素
	制定个人治疗方案	制订社区卫生计划

二、社区卫生诊断的步骤

社区卫生诊断的主要步骤如下：

(一) 确定社区卫生诊断的目的

社区卫生诊断应有明确的目的，可以是社区主要健康需要或需求，也可以是评价社区综合防治效果等。社区卫生服务者依据影响健康的相关因素来进行多角度、系统的分析，找出影响该社区居民健康的关键问题，并选择不同的诊断内容。

(二) 信息的收集

明确了社区卫生诊断的目的后，社区卫生服务者需要收集从个人、家庭到社区各个层面多角度的信息，作为制定社区卫生政策和措施的依据。

(三) 信息的分析

主要是对信息进行卫生统计和流行病学分析。

(四) 做出诊断并写出诊断报告

根据分析的结果，发现社区的主要健康问题及其影响因素，确定优先干预的内容。社区卫生诊断报告一般包括社区的基本情况、调查内容、调查方法、调查人群、调查结果与分析、发现的主要问题及原因、解决问题的策略和方法、干预的可行性分析等。

三、社区卫生诊断的资料收集

(一) 社区卫生诊断的资料来源

为确保社区卫生诊断结果的正确性，资料收集必须是原始的、真实的、可靠的，且收集的资料必须具有一定的代表性。全科医疗服务提供者可以从不同渠道收集不同的资料，一般通过以下渠道来获得。

1. 现成的资料

包括统计报表、经常性工作记录和既往做过的调查研究，可以从卫生行政部门、卫生服务机构、民政部门、公安部门、科研院校等机构收集。利用现有统计资料的优点是方便、易得，但在针对性、完整性、准确性等方面不能完全满足社区卫生诊断的需要，只适用于社区的初步诊断。

2. 非现成的资料

是指在现有资料无法满足社区卫生诊断需要时，需要进行专题调查才能获得的资料。专题调查可以对特定的问题及其影响因素进行深入细致的研究，但要耗费大量的人力、物力和财力。专题调查的方法视定量资料和定性资料的不同采用的方法也不相同。

(二) 社区卫生诊断定量资料的获得方法

定量资料一般通过调查问卷获得，根据收集资料时具体方法的不同，可分为问卷访谈法和自填法两类。

问卷访谈法是由调查者根据事先设计的调查问卷对调查对象逐一进行询问来收集资料，访谈法又可以分为面对面访谈和电话访谈。自填问卷法是调查者将问卷当面发给或邮寄给调查对象，调查对象按要求填写完后交给或寄回调查者；其优点是比较节省时间和费用，缺点是被调查者遇到问题时无法得到准确的回答，调查的质量得不到较好的保证，问卷的回收率低。访谈法的优点是调查员可以解释问卷中易误解或不理解的内容，使调查结果的针对性更强，问卷的回收率也很高，缺点是非常耗费时间和人力、物力。

根据研究者想了解的是总体或样本信息，调查方法还可以分为普查和抽样调查，普查也称全面调查，是将组成总体的所有观察单位全部加以调查。其优点是可以得到总体参数，没有抽样误差，缺点是工作量大、耗资多。抽样调查是从全部调查对象中抽取一部分观察单位进行调查，并根据样本的结果对总体做出估计和推断的一种调查方法。其优点是节省时间、人力和财力，缺点是存在抽样误差，具体抽样的设计、计算较烦琐。

（三）社区卫生诊断定性资料的获得方法

定性资料的收集方法主要包括观察法、访谈法和专题小组讨论。

1. 观察法

观察者根据研究课题，用感官直接或间接地对研究对象进行观察来收集有关资料的方法。其优点是能够获得比较真实、生动、及时的资料，收集到一些无法言表的材料，但其受时间、观察对象及其自身的限制，不适于大面积调查。

2. 访谈法

研究者根据访谈提纲，通过与研究对象的交谈了解其对某些问题的想法、感觉和行为。访谈对象主要包括社区行政领导中的关键人物、主管领导、医务人员、专家与学者，即主要是掌握本社区卫生事业的开展重要资源的人。其优点是操作非常简单和方便可行、信息量大、灵活性高、使用范围广、控制性强；主要缺点是成本较高、时间长、结果难以进行定量研究，而且结果受访谈对象周围环境影响大。

3. 专题小组讨论

是通过召集一个讨论小组的（通常为10人左右），对某一研究专题进行讨论的一种定性研究方法。专题小组讨论的对象可以是本社区卫生人员、居民代表、行政管理工作人员等。该方法经济、易行，能在相对短的时间内直接听取目标人群的意见，反馈及时，从而获取对一些有关问题的深入了解。但是易受被访者心理因素及环境影响，比较费时，同时参加者不具有代表性，在发言时容易受其他人的影响。

（四）社区卫生诊断收集资料的种类

1. 社区人口学资料

社区人口学资料有静态和动态两种类型。静态人口学资料包括社区人口数量、年龄、性别、民族、职业、文化程度、社区人口就业状态以及流通人口相关资料。动态人口学资料包括人口出生率、人口自然增长率、人口构成的变化等。

2. 社区发展与经济状况的资料

包括社区自然环境条件、居民个人及家庭收入水平、文化水平、业余爱好、就业情况、居住条件和邻里关系等。

3. 社区背景资料

包括社区的类型如城市、农村和集镇社区等，社区的地理位置、地形地貌等，社区自然资源，社区风俗习惯，社区的政府机构、民间团体和学校、幼儿园等情况。

4. 社区人群健康状况的资料

包括社区居民的患病及就诊情况，居民疾病的死亡及死因顺位，居民各类伤残的发生及对生活质量的影响程度，以及社区居民心理健康、生活质量和疾病负担状况等。

5. 社区居民生活方式的资料

如对健康有影响的不良行为生活方式情况。

6. 社区卫生服务情况的资料

包括社区居民年就诊人数、年住院人数、平均住院天数、两周就诊率，卫生服务人员的数量、学历和专业结构，以及医疗设备数量、病床数等。

第二节　社区干预

一、社区干预的概念

社区干预是指充分利用社区资源，在社会各部门的参与下，有组织、有计划地开展一系列活动，针对不同的目标人群，开展疾病的防治和健康促进活动，通过改变人们的行为和生活方式，降低危险因子水平，预防疾病，促进健康，提高生活质量。

从社区干预的概念可以看出社区干预有以下特点：

（1）社区干预是有组织、有计划的活动。

（2）社区干预不仅限于个人知识、行为改变，还要进行环境、政策改变。

（3）社区干预的目的是不同阶层的人共同受益。

二、社区干预的实施

通过社区卫生诊断，首先确定社区健康问题的优先解决顺序，设计干预计划；然后组织和利用社区资源，实施干预计划；最后对干预的结果进行全面评估，以了解干预的效果。

（一）社区干预的设计

社区干预的设计包括目标、确定目标人群、时间进度、选择策略和活动的原则、资源的组织和利用、质量控制方法、结果评估等。

1. 目标

目标包括 5 个方面，即 5 个 W（where，who，what，way，when），分别表示何地、对谁、达到什么变化、通过什么途径、多长时间完成。

2. 确定目标人群

目标人群分为一级目标人群（实施建议健康行为改变的对象）、二级目标人群（对一级目标人群有重要影响的人，能激发、教育、支持和加强一级目标人群的信念和行为，如卫生保健人员、家庭成员）和三级目标人群（决策者、领导、提供资助者）。

3. 时间进度

明确计划实施的时间界限，即计划的起止时间，其中包含 3 个时段：准备工作所需的时间、完成计划所需的时间和干预措施产生作用所需的时间。

4. 选择策略和活动的原则

干预活动有计划、有步骤地进行，不同策略和活动相互支持和补充，同时应遵循以下原则：

　　（1）有效。

　　（2）易为社区接受。

　　（3）能覆盖较大人群。

　　（4）符合成本效益。

　　（5）有利于可持续发展。

　　5. 资源的组织和利用

　　要明确实施计划所需的人力、物力和财力，评价现有资源的可用程度，制订经费预算计划，遵守最小成本最大效益的原则。

　　6. 质量控制方法

　　质量控制是保证计划顺利实施的关键环节，制定实施质量控制的具体方法，及时发现问题，必要时对计划应进行适当调整。

　　7. 结果评估

　　应预先制订评估计划，选择有效的评估方法。

　　（二）社区干预的实施

　　社区干预计划一旦确定，必须严格按计划执行。其实施包括目标的认知、阶段性评价以及计划的调整等。

　　1. 培训

　　根据干预目标，针对不同目标人群进行培训，包括对领导、卫生人员、非卫生人员的培训，每次培训要有明确的目的，教员事先提供教材，教学方法除了讲课外，可采用讨论方式、案例介绍等。培训的内容包括：项目所涉及的有关知识、项目的目的与意义、对目标体系的理解、干预方法的操作训练与评价等。

　　2. 宣传

　　针对目标人群开展多种形式的宣传活动，使社区居民理解干预项目的意义，更好地接受干预措施。通过宣传，提高社区居民的知识，促进其态度和行为的改变。

3. 资源的组织与利用

充分利用现有组织和资源，进行多部门的合作。

4. 干预方法

干预方法的操作与指标的测量。

5. 加强质量控制

实施过程中，加强组织管理，严格监督制度，经常进行阶段性评估，及时发现工作是否按计划进行以及存在的问题，以利于不断调整和改进干预的实施。

（三）社区干预效果的评价

评价的目的是发现工作是否按计划进行，是否存在问题，从所采取的行动中获得知识和吸取经验教训，以便改进今后或正在实施的活动。干预活动的评价贯穿卫生活动的全过程，一般包括过程评价和效果评价。

1. 过程评价

过程评价用于检查项目按设计执行的程度，也是开展其他评价的先决条件。针对的主要问题有：项目执行得如何？干预是否针对原定目标？完成多少百分比？是否接受了标准的干预（组织、实施和内容）？项目目标和干预的关系？具体说明干预在什么条件下、由谁、向什么目标人群、提供了什么活动，它们实施的质量如何，哪些活动有效或无效，如何改进，计划费用如何等。因此，过程评价是促使计划取得成功的有利因素。

过程评价的内容包括：工作人员质量，传播渠道和教育材料的作用，目标人群和非项目工作人员参与的程度，环境支持和政策贯彻的力度，运用社区组织的能力等。

过程评价的指标包括干预活动覆盖率、干预活动参与率和有效指数等。

2. 效果评价

效果评价主要用于判断干预措施对人群健康的影响程度，包括各项健康指标的改善程度，可分为近期影响评价和远期效果评价。近期影响评价是指实施过程中产生的直接效果，是效果评价的重点，包括目标人群的知识、态度、行为和技能的改变。常用的指标有健康知识知晓率、行为改变率等。远期效果评价是指干预活动实施后的长期效果，如疾病的患病率、居民健康状况的改善、居民生活质量的改善等。

就慢性病而言，在产生行为改变后往往要 5 年或更长的时间，才能产生生理、疾病和死亡情况的改变。因此，对社区干预效果的评价主要强调过程评价和近期效果评价。但积累这方面的有关数据，对继续干预做长期评价有重要的意义。在意外损伤、性病干预中，有时在相对短的时间内可能产生变化。

第三节　社区筛检

一、社区筛检的概念

患者对疾病早期的症状往往难以觉察，而且有些疾病发生隐蔽，又无明显的特异性，因此容易产生疏忽。当有明显的不适到医院就诊时，可能已是疾病的中晚期，此时往往难以治疗。因此在疾病的临床症状和体征出现之前，通过某些检查，早期发现这些患者，有利于早期诊断和早期治疗。另外，对那些具有健康危险因素的人群实施干预措施，可逆转健康向疾病的方向发展。

对某种疾病来说，在一般人群中包括三种人，一种是无该病的健康人，一种是可疑患有该病但实际无该病的人，一种是患有该病的人，这三种人往往混杂存在。筛检是将健康人与其他两类人区别开来的一项工作。

社区筛检是将具有健康危险因素的和健康问题尚处于早期阶段或亚临床阶段的社区居民从众多的表面健康者之中挑选出来，以便进一步诊断与治疗以及实施预防干预措施。

疾病的筛检一般不是诊断性的，筛检出来的阳性或可疑阳性者应指定就医，进一步确诊后治疗。

筛检的主要目的是早期发现某病的可疑患者，以便进一步确诊，做到早期治疗，以延缓或阻断病情的发展，改善预后。通过筛检发现某些疾病的高危人群，以便早期发现疾病的危险因素，通过控制这些因素来避免疾病的发生。

二、社区筛检项目的选择原则

筛检是一项预防性医疗活动，服务对象是表面上健康的人群，且筛检需要耗费一定的人力、物力资源，因此，并不是所有疾病都适合通过筛检来做到早发现和早诊断。社区筛检时应注意考虑以下几个问题。

（一）筛检的疾病应是当地一个重大的公共卫生问题

该疾病的发病率高，影响面广，发现迟将造成严重后果。因此，对这类疾病的筛检容易引起群众的重视和支持，工作易于开展，同时能取得较大的社会和经济效益。

（二）该疾病已有有效的治疗方法

对筛检的疾病进行早期诊断和早期治疗可以明显改善预后，如果筛检出来的疾病无治疗办法或治疗效果不明显，则没有筛检的必要。

（三）有进一步确诊的方法与条件

筛检试验不是诊断试验，筛检试验阳性仅提示为某病的可疑患者，需要进一步确诊。如无进一步确诊的方法或者本地区不具备进一步确诊的条件则不宜进行筛检。

（四）有适当的筛检方法

要求筛检方法有较高的特异度和灵敏度，且简单易行、安全有效、价格低廉，筛检出的可疑患者有能力接受进一步的诊断和治疗。

（五）社区筛检应该符合成本—效益原则

进行一项筛检试验是很费人力、物力和财力的，因此开展社区筛检应进行成本—效益方面的分析。筛检试验的成本指的是筛检试验所花费的全部费用，而效益则为通过筛检所取得的经济效益（经过筛检早期发现患者而节省的医疗费等能用货币计算的效益）及社会效益（指提高生活质量和卫生服务质量等，给社会、社会活动、人群的精神和健康所带来的好处）。

三、筛检试验的评价

在筛检试验评价中，理想的筛检试验应具有对人体无害、操作方便、结果真实可靠且费用低廉等特点。评价一项筛检试验的可行性，主要分析筛检试验的真实性、可靠性和收益三个方面。

（一）真实性

真实性又称有效性。筛检试验的真实性是测定值与真实值相符合的程度，即正确地判定受试者有病与无病的能力。公认的最可靠的诊断方法称为金标准，将受检对象按金标准分为有病组和无病组，用待评价的筛检试验把结果分为阳性和阴性（表4-2），灵敏度和特异度是评价筛检试验真实性常用的指标。

表4-2　筛检试验评价的四格表

筛检试验	金标准		合计
	有病	无病	
+	a（真阳性）	b（假阳性）	a+b
-	c（假阴性）	d（真阴性）	c+d
合计	a+c	b+d	a+b+c+d

1. 灵敏度

又称敏感度、真阳性率，即实际有病而按筛检试验判断为阳性者所占的百分比。

$$灵敏度 = \frac{a}{(a+c)} \times 100\%$$

2. 特异度

又称真阴性率，指实际无病者中被筛检试验判断为阴性者所占的百分比。

$$特异度 = \frac{d}{(b+d)} \times 100\%$$

人们希望所用的筛检试验中灵敏度和特异度都高，但实际中，提高灵敏度必然导致特异度下降，反之，提高特异度也会降低灵敏度。

（二）可靠性

可靠性亦称信度或重复性、精确性。是指一项试验在相同条件下重复检测获得相同结果的稳定程度。影响试验可靠性的因素有以下 3 个方面。

1. 方法的差异

如试剂的稳定性及被测物质数值的波动（如被测物的昼夜差异）。试验方法可受试剂质量、配制方法、温湿度等因素影响。仪器也可受外环境因素（如温度、湿度、安静、振动等）的影响，使测量值发生误差。所以，在进行诊断时必须对仪器、药品、条件等有严格的规定。

2. 被观察者的个体生物学变异

如血压值在上下午、冬夏季不相同。血糖值在饭前、饭后不相同，身体上下肢、左右侧反应不尽相同等。此时，同一测量者用同一方法对同样被观察对象的测定结果也有不同。因此，应严格规定观测的条件（如时间、部位等）。

3. 观察者的变异

包括观察者自身的变异（如不同时间、条件时）和观察者之间的变异。如多人筛检高血压时，必须预先经过训练，使几名观察者判断同一人同一时间点的血压值差异在 2 mmHg（0.26 kPa）之内。

符合率是评价筛检试验可靠性的一个重要指标，它是指两次检测结果相同的人数占受试者总数的百分比。

（三）收益

收益是评价筛检试验的重要方面。发现的新病例数量、阳性预测值和阴性预测值是评价筛检试验收益的重要指标。

阳性预测值是指试验结果阳性人数中真阳性人数所占的比例。

阴性预测值是指试验结果阴性人数中真阴性人数所占的比例。

预测值受现患率的影响，现患率愈高，阳性预测值愈高，因此在患病率较高的人群中开展筛检的意义较大，其收益也较大。

目前，社区常见疾病的筛检主要是高血压、糖尿病、乳腺癌以及宫颈癌等。

1. 高血压的筛检

高血压是社区常见的疾病，2004 年我国居民营养与健康现状调查结果显示：我国 18 岁及 18 岁以上居民高血压患病率为 18.8%，估计全国患病人数 1.6 亿多。与 1991 年相比，患病率上升 31%。同时，我国人群高血压知晓率只有 30.2%，治疗率为 24.7%，控制率为 6.1%，以上指标均处于较低的水平。高血压如果不及时进行控制，将引起严重后果。它通过血管病变危害心、脑等多个组织器官，而早期开展高血压治疗，效果是很明显的。研究表明，如果整个人群的舒张压降低 6~8 mmHg，冠心病的发病率可降低 25%，脑卒中的发病率可降低 50%。早期发现、早期诊断、早期治疗高血压是预防心脑血管疾病的一个重要手段。

高血压筛检最适合的工具是血压计。筛检建议：35 岁以下者应至少有一次测量血压记录；3~19 岁儿童和青少年应每两年测一次血压；35 岁以上人群应在医疗机构进行高血压免费筛查，每年一次且每次无论以什么原因就诊时都必须测血压。发现血压升高（收缩压 130 mmHg 或舒张压 85 mmHg 以上），应在不同日重新测量 3 次，以进一步确诊。依据成人最初血压基线的建议按表 4-3 进行随访。

表 4-3　成人最初血压基线的随访建议

收缩压（mmHg）	舒张压（mmHg）	随访建议
<130	<85	2 年内复查
130~139	85~89	1 年内复查
140~159	90~99	2 个月内确诊
160~179	100~109	1 个月内评估或就诊
>180	>110	据临床情况立即或 1 周内评估或就诊

2. 糖尿病的筛检

糖尿病是社区常见的慢性病之一，其并发症涉及全身各个组织系统，尤其是心、脑、肾、血管和眼的损害，是危害人类健康的主要因素之一。常见危险因素：①40 岁以上且有糖尿病家族史；②肥胖；③高血压或高血脂；④以前确诊为葡萄糖耐量降低；⑤有妊娠糖尿病史者等。

糖尿病的早期筛检或流行病学调查受到血糖、尿糖检测的限制。尿中葡萄糖含量不稳定以及糖尿病肾病等原因会影响尿糖试验准确性；空腹血糖检查由于难以组织、对象不易接受，均给糖尿病的筛检带来一定困难。目前世界不少国家采用的是葡萄糖耐量试验作为人群糖尿病筛查的常用方法。

目前，采取对糖尿病高危人群定期检测空腹血糖来筛检糖尿病。对检测结果异常者，首先进行饮食控制，并进行适当体育锻炼，必要时给予药物治疗。

3. 乳腺癌的筛检

乳腺癌是女性常见的恶性肿瘤。由于乳腺癌易于早期发现，因此乳腺癌的早期筛检一直深受重视。常见危险因素：①一侧乳房曾患乳腺癌，或上皮增生活跃的乳腺囊性增生病；②有乳腺癌家族史；③长期多次或一次大剂量 X 线照射史；④长期口服雌激素或避孕药；⑤肥胖，尤其绝经后显著肥胖或伴有甲状腺功能低下、免疫功能低下或有缺陷；⑥月经初潮早于 12 岁，绝经年龄晚于 55 岁，行经年限 35 年以上；⑦大龄无婚姻或生育史；⑧第一胎足月产晚于 35 岁；⑨未哺乳或哺乳时间短；⑩工作压力大、长期精神压抑或强烈精神刺激；⑪不健康饮食习惯，包括高脂肪、高热量饮食、酗酒等。

乳腺癌筛检的方法主要是通过乳腺自查、临床检查或胸部 X 线检查。临床检查的敏感性和特异性与检查医生的经验、技术熟练程度、乳腺及肿瘤的特征密切相关，因此，应加强医生的技能训练。胸部 X 线检查的准确性难以肯定，与放射科医生的经验有关，而且要支付较高的检查费用，因此一般不主张将胸部 X 线检查作为大规模乳腺筛检的手段，仅用于临床检查可疑者。乳腺自我检查仅作为一种辅助措施。一般来说，应鼓励 30 岁以上的妇女做乳腺自我检查，发现异常时再做临床检查，临床检查结果异常者进行细针穿刺细胞学检查进一步确诊。

建议：对 30 岁以上妇女应推行乳腺自我检查（月经后 7~10 天，绝经者可固定某天）；40 岁以上的妇女每年进行；50~59 岁每 1~2 年进行一次乳腺临床检查，必要时做胸部 X 线检查。高危人群需每年进行 1 次乳腺临床检查，有乳腺癌家族史还需 X 线检查。自我检查包括：目测和触诊。

4. 宫颈癌的筛检

宫颈癌是女性常见的恶性肿瘤之一，一切有性生活的妇女都有发生宫颈癌的危险。经济地位低、多个性对象、卫生习惯差、过早开始性生活等都会增加患宫颈癌的危险性。常见危险因素：①曾有 HPV 感染；②有 HIV 感染；③性伴侣的包皮过长；④性伴侣患有性传播疾病；⑤多个性伴侣，或经常有不洁的性交；⑥有宫颈癌家族史；⑦多次生产或流产；⑧吸烟；⑨性生活开始时间过早；⑩宫颈有慢性炎症等。

宫颈癌的早期筛检方法是做宫颈脱落细胞涂片检查。早期检出宫颈癌变可以及时采取各种治疗措施，降低死亡率。早期筛检的同时结合健康教育，可以降低宫颈癌的发病率。

建议：对 18 岁以上有性生活的妇女每年进行 1 次检查，连续 2 次检查正常可改为每 3 年检查 1 次，65 岁以后可停止检查。如为 65 岁及以上女性首次进行宫颈涂片检查，则需每年 1 次，连续 2 次正常后停止检查。如为高危人群应每年或每半年进行一次宫颈涂片检查。

第五章　以预防为导向的健康照顾

"以预防为导向的健康照顾"是全科医学的重要原则之一。古人云："圣人不治已病治未病""上医医未病之病，中医医欲病之病，下医医已病之病"。当今横行于世的疾病是非传染性的，大多可以预防，却极少能治愈，故而预防的价值已远远超过非特异性治疗的价值。全科医生在其服务过程中，除了做好对已患病者的治疗以外，还要针对就医者年龄、性别、家族史、个人所处危险因素等具体情况，做好针对性的预防服务，能够在人健康时、由健康向疾病转化过程中以及疾病发生早期（或无症状时）主动地给予预防性服务，将其服务的对象定位于社区中的已病者、高危人群和健康人。

第一节　临床预防

近年来，随着疾病谱和死因谱的转变，更多的疾病呈现出多病因、需要综合性长期性医疗照顾的特点，生物—心理—社会医学模式被普遍接受，医学的重心亦由过去的治愈疾病转向预防疾病的发生。此外，随着人们生活水平的提高，更多人不仅关心是否患病或长寿，而且关心维护和促进健康、提高生命质量、延长健康的生存时间。因此，自20世纪70年代起，预防医学的主要任务由原来的群体预防为主逐步转向以个体预防、家庭预防和群体预防相结合，从生物学预防扩大到心理、行为和社会预防，从独立的预防服务转向"防、治、保、康"一体化的综合性预防，从以公共卫生人员为主体的预防转向以临床医生为主体的预防，从原来的被动预防转向现在的主动预防。"临床预防医学（临床预防）"是以基层临床医生为主体的、针对患者个体和社区人群进行的预防、治疗、保健、康复及健康教育一体化的、体现临床诊疗过程中执行的预防服务。

一、全科医学的预防医学理念

疾病的临床预防又称个体预防，是指在临床条件下，由临床医务工作者向患者、健康人、无症状者提供的融医疗、预防、保健、康复等于一体的综合性卫生服务；它适宜于临床的环境；以患者为导向；以医生为主体，强调社会、家庭、患者共同参与；是一种针对生命周期的、个体化的、防治结合的服务；其目的是防止疾病的发生、发展和传播。

全科医生提供的预防服务明显不同于公共卫生人员，其预防医学观念是：

（1）把与个人及其家庭的每一次接触都看成是提供预防服务的良好时机，患者来就诊时，全科医生除了处理现患疾病外，还应该为患者做一次全面的健康状况与危险因素评价，制订一个规划性的预防医学计划，设计一张周期性健康检查表。

（2）把预防服务看成是日常医学实践的重要组成部分，对于任何年龄、性别和疾病类型的患者，全科医生的服务计划中都应该包括详细的顺延性和规划性预防医学计划。

（3）采用以预防医学为导向的病史记录和健康档案，一般包括以下4个部分：①针对来就诊的患者及其现患的疾病，制订相应的疾病预防计划；②根据个人的年龄、性别、职业、健康危险因素等特征来选择预防医学项目，制定周期性健康检查表；③根据家庭的基本情况、生活周期、资源状况、功能状况等资料，为家庭制订周期性健康维护计划；④根据具体的预防服务项目来设计，建立针对人群的预防医学档案。

（4）个人预防与群体预防相结合，全科医生在为个人及其家庭提供服务时发现某问题在社区中广泛存在或某种疾病在社区中有流行倾向时，应利用社区内外的各种资源，大力开展社区预防，在进行社区卫生诊断的基础上，制订和实施社区规划性的预防医学计划，主动维护和促进社区的健康。

（5）全科医生提供连续性、综合性、协调性、个体化的预防服务。

（6）把医学实践的目标直接指向提高社区全体居民的健康水平。

二、临床预防服务的特点

临床预防具有公共卫生的理念，与公共卫生相比，更多使用临床医学的方法，预防的对象更个体化，也较少使用群众运动和法律手段来达到目的。与临床医学相比，临床预防更积极地关注疾病的预防，而临床医学则消极地应付疾病的治疗；临床预防对有病或无病者均提供预防照顾，而临床医学一般仅服务于已病者（患者）。概括起来讲，临床预防具有以下特点：

（1）以临床医生为主体。

（2）在患者诊疗过程中提供机会性预防。

（3）防治结合。

（4）所提供的预防性服务是综合性预防。

（5）以慢性病为主的预防。

（6）在社区中提供个体与群体预防相结合的预防。

三、临床预防服务的内容

传统的预防医学概念是根据疾病发展的自然史或演变过程，将疾病的预防分为三种不同的层次，又称三级预防，具体概括为：

（一）一级预防

是针对疾病"易感期"而采取的预防措施，即无病防病，又称病因预防。一级预防的目的是控制或消除疾病的危险因素以防止疾病的发生，提高人群的健康水平。其主要内容包括增进健康和特殊保护两个方面，要求采取综合性的社会卫生措施，针对引起疾病发生的物质环境、心理和社会因素，提出经济有效的预防措施，维护良好的生产生活环境，消除各种致病因素对人体的作用。

通常采用的措施包括免疫接种、改善不良行为和生活方式、生长发育评估、健康教育、婚育咨询、高危人群保护、职业病预防以及卫生立法、改善环境卫生等。

（二）二级预防

是在疾病的发病期（或临床前期），机体已存在形态或功能的改变，但尚未出现典型的临床症状，在此时采取的措施称为二级预防，又称临床前期预防。它主要是在疾病的发病早期或临床前期做到早发现、早诊断、早治疗，防止或减缓疾病发展，因此也称"三早"预防。目前许多慢性病，病因不明者居多，且往往是多因素协同作用，完全做到第一级预防是不可能的。但由于它们的发生和发展时间较长，做到早发现、早诊断，并加以早期治疗是完全可行的。如宫颈癌，从原位癌发展到浸润癌长达多年，诊断得越早，治疗得越早，预后越好。所以，采取"三早"的预防措施可以收到积极的成效。

"三早"预防的方法主要是通常采用病例发现、筛检、年度体检或周期性健康检查、自我检查等措施达到"三早"预防的目的。但最根本的方法是进行群众宣传，提高群众的卫生保健知识，提高医务人员诊断水平和改进检测手段，以做到早发现、早诊断、早期合理用药。

（三）三级预防

是在疾病的"临床期"及"临床后期"采取的措施，即对已出现疾病的患者，予以康复乃至终末期照顾，最大限度地改善患者的生活质量，治病防残。常用的措施包括积极有效的临床治疗、康复措施和各种训练等。如脑卒中后的抢救与肢体运动功能训练等。

康复工作可分为社会康复和职业康复。社会康复是指为残疾人提供一个无障碍的社会环境，为残疾人创造一种适合生存、发展、创造和实现自身价值的机会，使残疾人享有与健全人同样的机会，达到全面参与社会生活的目的。职业康复是采用各种康复治疗措施以保存剩余的工作能力或恢复工作能力。

有学者根据疾病发生、发展的自然过程，将预防医学分为 6 个层次：①健康促进，即非特异性预防，主要是针对危险因素通过健康教育改变人们的不良行为和不健康的生活方式，最终达到理想的健康状态；②特异性防护，针对特异性病因，采取相应的预防措施，达到防止疾病的发生、维护个人及群体健康的目的；③早期诊断、及时治疗；④减少或预防残疾；⑤康复；⑥临终患者的照顾。

在新的医学模式的背景下，三级预防涉及预防、医疗、康复、心理、行为、社会等多个领域，需要多学科协同分担完成。在三级预防的多项任务中，全科医生主要承担患者的教育和咨询、个案发现、筛检和周期性健康检查，乃至后期患者的生命质量评价和改善等临床预防工作。

四、临床预防服务的方法与实施

临床预防医学的基本方法包括患者教育、生长与发育评价、免疫接种、周期性健康检查、早期诊断、化学预防和健康危险因素评估等，这里只介绍最常用的6 种方法。

（一）患者教育

患者教育是健康教育的一种具体形式，是一种有计划的教育介入，其对象包括患病者、高危人群和健康人群，但全科医生在其日常的诊疗实践中更多的是对具有某种健康问题的患者个体进行有针对性的教育，这种健康教育的方式即为患者教育。其目的是为服务对象提供健康信息，促使其采取有益于健康的行为，去除不良的生活方式和行为，加强遵医行为，预防疾病，促进健康。在全科医疗实践中，患者教育分为两个层次：即针对健康人群和高危人群的一般性健康教育；在管理患者健康问题的过程中，根据患者的疾病严重程度、个人背景、对疾病有关知识的了解程度，所设计的特定健康教育内容的患者个体化教育，如糖尿病患者的健康教育。

1. 患者教育的目的

（1）了解患者的需要，改善医患关系，增加患者对医嘱的依从性。

（2）改变患者错误的疾病因果观和不良的健康信念模式，促使患者正确地认识、评价和关心自身的健康问题，了解自身健康问题的性质及其发生、发展的规律，学会适当地利用医疗服务。

（3）了解控制自身疾病的有效方法，掌握药物治疗的要领，熟悉疾病预防、治疗、保健和康复的各种措施。

（4）改变不良行为，采取有利于自身健康的行为方式和生活习惯，并为自己的健康负责。

（5）尊重患者的知情同意权，发挥患者及其家庭的主观能动性，减少医疗纠纷，提高服务质量。

（6）促进合理利用卫生资源，降低医疗费用，提高服务效果和服务效益。

2. 患者教育的步骤

（1）了解患者及其就医背景，确定患者教育的必要性、方法和程度：①患者的年龄和性别，对年龄过小或过大的患者均无法直接进行患者教育，而应对家长或家属进行适当的教育。对中青年患者的教育应简单、直接、明了，而对老年患者进行教育时要有耐心，应做到反复说明、详细解释、不断强调。对女性患者教育时应注意交流和沟通。②患者的文化程度和职业，文化程度低、从事体力劳动的患者不容易理解有关的问题，难以掌握复杂的治疗措施，也难以长时间执行比较困难的医嘱。③患者的疾病因果观和健康信念模式，有这方面问题的患者更需要教育。④患者的需要和期望，应充分发挥患者的主观能动性，鼓励患者了解自身的健康问题。⑤疾患或疾病的性质和类型，不同性质、类型的疾病应采取不同的教育策略。

（2）了解患者是否存在不良的行为方式，确定患者教育的重点。患者通常有以下几个方面的问题：①对自身的健康问题缺乏了解，存在严重的焦虑，不适当地利用医疗资源。②对医生的医嘱缺乏了解，不适当地执行医嘱，增加了疾病的危险性。③患者由于种种原因，隐瞒了一些关键性的问题，不利于医生做出正确的诊断或判断，使医生采取了不适当的处理措施。④患者对不良的行为方式和生活习惯的危害性认识不足，或存在不良的社会、环境因素，使患者难以控制自身的不良行为。⑤对医生缺乏信任感，在治疗过程中有抵触情绪和不合作行为，需要医生与其进行感情交流。

（3）了解患者产生不良行为的原因，确定患者教育的具体措施。患者产生不良行为的原因可能有：①患者缺乏知识或缺乏认知能力，应着重传播有关的知识或用各种比喻的方法帮助患者认识，尽量少用专业术语。②患者缺乏技能，应提供技能训练的机会，反馈技能训练的成绩。③患者有不良的态度、信念和情绪，应与患者进行讨论、交流，改变患者的态度，改善患者的情绪。④存在不良的社会、环境因素，需要调整、控制或改变这些因素。

（4）对患者解释什么是错的，其后果是什么。

（5）与患者一起分析产生不良行为的原因。

（6）提出改变不良行为的措施、要求和目标，并为患者采取有关的措施创造条件，给予多方面的支持。

（7）评价不良行为改变的程度和结果，及时给予患者鼓励或奖励，以便患者坚定信心。

3. 患者教育的内容

（1）疾病的性质及其发生、发展的规律。

（2）疾病因果观和健康信念模式。

（3）疾病的预防、治疗、保健和康复。

（4）药物治疗的有关知识。

（5）健康危险因素的作用、后果和控制。

（6）患者的责任、义务、主观能动性、就医行为、遵医行为和医患关系。

（7）各种资源的作用和利用。

（8）社会、伦理学问题等。

4. 患者教育的方法

（1）与患者直接会谈、交流。

（2）为患者提供有关的资料、图片或录像。

（3）对患者展示有关的实物或样本，并进行适当的解释与说明。

（4）让患者的家人也参与讨论。

（5）安排有相同经历、有类似问题的人参与讨论。

（6）让患者参加有关的活动等。

（二）早期诊断

全科医生临床服务的重点不是如何处理中晚期的疾病或问题，而是如何发现、诊断和处理早期的疾病或问题，一方面全科医生在社区中遇到的大部分问题都处于早期未分化的阶段，为全科医生早期发现和早期诊断这些疾病或问题提供有利的条件；另一方面早期诊断和治疗，可以控制疾病进一步发展，提高治疗效果，减少治疗费用，改善疾病的预后，有利于合理利用卫生资源。因此，早期发现、早期诊断和及时治疗便显得至关重要，是全科医生必须掌握的重要技能。

1. 做出早期诊断的条件

包括：①疾病或问题有一段无症状期；②在无症状期内有敏感、有效、便宜、简便的检测手段，可以发现疾病或问题的存在；③发现无症状期的疾病或问题后，采用理想的治疗方法，而且在无症状期治疗疾病，可以明显提高治疗效果，减少治疗费用，改善疾病的预后。

2. 早期发现和早期诊断的方法

包括：①健康危险因素评价；②特殊人群的筛检；③周期性健康检查；④机会性接触或就医。

（三）周期性健康检查

1. 概念

周期性健康检查是运用格式化的健康筛检表格，由医生根据就诊患者不同的年龄、性别、职业等健康危险因素，为个人设计健康检查计划。这种检查与传统的年度体检相比，对于发现人群中的某种特定健康问题更具科学性、系统性和针对性，是社区医生实施一、二级预防的有用工具，是以无症状的个体为对象，以早期发现病患的危险因素、进而加以防治为目的。

2. 周期性健康检查的优点

包括：①利用患者来就诊时实施，不必专门花费人力、物力和财力，可节省大量的医疗费用；②可以应用于社区中的每一个人，因为社区中的每一位居民每年平均有3~5次到全科医生这里就诊或咨询的机会，而全科医生通过家访和社区调查每年有1~2次主动接触社区中所有个人和家庭的机会；③针对个人具体的情况而设计健康检查计划，具有较高的针对性和个体化倾向，有利于早期发现一些个人容易产生的疾患或问题，有较好的效果；④由于所针对的疾病或问题、所采取的预防措施和方法、所确定的检查项目和时间间隔都预先经过流行病学研究，所以，具有较高的科学性和有效性；⑤有利于合理利用卫生资源，有利于维护和促进个人的健康，比较适用于慢性病的预防。

3. 设计周期性健康检查项目的原则

全科医生在为患者制定周期性健康检查项目时，应遵循以下原则。

（1）参考当地流行病学资料：对社区健康问题进行调查，包括常见疾病的发病率、患病率和死亡率等，检查的疾病或健康问题必须是社区的重大卫生问题。

（2）接受检查的患者应属于该健康问题的高危人群。

（3）所检查的疾病或健康问题应有有效的治疗方法。目前尚无有效治疗方法的疾病，不宜作为周期性健康检查的项目。

（4）该病有较长的潜伏期，这就增加了被检查出疾病的机会。

（5）该病在无症状期接受治疗比在有症状期开始治疗有更好的治疗效果。

（6）所用的检测方法简便易行，且易于为居民所接受。

（7）检查中所采用的手段和方法需要兼顾特异性和灵敏性，以保证检查的准确性。

（8）整个检查、诊断、治疗过程符合成本效益，并应考虑社区卫生经费开支。

（9）根据患者个体的实际情况和相应的临床指南确定周期性检查的时间间隔。

（四）免疫接种

免疫接种是指用特异性抗原或抗体使机体获得对疾病的特殊性免疫力。免疫接种是公认的最有效、最可行、特异性强的一级预防措施，具有有效、经济、方便的优点。免疫接种分为计划性接种和应急性接种。前者又称计划免疫，后者是在疾病有向人群传播流行威胁时所进行的接种，可选择最易感人群作为接种对象。

1. 计划免疫

是指科学地规划和严格实施对所有婴幼儿进行的基础免疫（即全程足量的初种）和随后适时的"加强"（即复种），以确保儿童获得可靠的免疫。

计划免疫工作是当前我国卫生防疫工作的主要组成部分，其主要内容是按照免疫程序，对 7 周岁以下儿童有计划地进行卡介苗（BCG）、脊髓灰质炎减毒活疫苗（TOPV）、百白破三联混合制剂（DPT）、麻疹疫苗（MV）、乙肝疫苗（HBV）、甲肝疫苗（HAV）、流脑疫苗、乙脑疫苗、麻腮风疫苗（MMR）的基础免疫及加强免疫接种，从而达到防治结核、脊髓灰质炎、百日咳、白喉、破伤风、麻疹、乙型肝炎、甲型肝炎、流行性脑脊髓膜炎、流行性乙型脑炎、风疹、流行性腮腺炎等疾病的目的。目前，我国施行的是 2021 年由国家卫生和健康委员会颁布的《国家免疫规划疫苗儿童免疫程序表》。

目前，我国人群的免疫接种服务一般由公共卫生专业人员提供，但全科医生应负有检查、提醒患者及家属的责任。

目前，我国人群的免疫接种服务一般由公共卫生专业人员提供，但全科医生应负有检查、提醒患者及家属的责任。

2. 非计划免疫

是指由公民自费并且自愿受种的其他疫苗。下面介绍我国目前常用的非计划免疫疫苗的免疫程序和预防作用。

（1）水痘疫苗：接种时间是 1 周岁时注射 1 针（1~12 岁 1 针次，13 岁以上 2 针次，间隔 6~10 周）。用于预防水痘。

（2）流行性感冒疫苗：接种时间在 1~3 周岁每年注射 2 针，间隔 1 个月~3 周岁以上每年接种] 次即可。用于预防流行性感冒。

（3）乙肝高效免疫球蛋白：尤其是母亲乙肝表面抗原阳性的新生儿应与乙

肝疫苗同时在出生 24 小时内尽早接种乙肝高效免疫球蛋白。

（4）人用狂犬病纯化疫苗：暴露前人群常年接种，基础免疫注射 3 针（0 天、7 天、28 天），每次 1.0mL，1 年加强 1 针（1.0mL）；暴露后人群应急接种，按照疫苗说明书要求进行接种。

（5）B 型流感嗜血杆菌疫苗：接种时间是 2、4、6 月龄各注射 1 次，12 月龄以上接种 1 针即可。用于预防 B 型流感嗜血杆菌引起的肺炎和脑膜炎。

（五）化学预防

1. 概念

化学预防是指对无症状的人使用药物、营养素（包括无机盐）、生物制剂或其他天然物质作为一、二级预防为主的措施，提高人群抵抗疾病的能力，以防治某些疾病，对有既往病史的人使用预防性化学物质预防疾病复发，也属于化学预防。

2. 常用的化学预防

（1）叶酸用于对先天性心脏病和神经管畸形的化学预防：叶酸是一种水溶性 B 族维生素，经叶酸还原酶及二氢叶酸还原酶的作用，形成四氢叶酸，参与体内很多重要反应及核酸和氨基酸的合成，而核酸的合成又是细胞增殖、组织生长和机体发育的物质基础；妊娠初期增补叶酸可减少先心病的发生和先心病伴心外畸形的发生。

（2）阿司匹林用于预防心脏病、脑卒中：小剂量的阿司匹林主要抑制血小板中环氧化酶 21（COX_{21}）和减少血栓素 A_2（TXA_2）的生成，用于预防心脑血管疾病和短暂性缺血，如脑血栓、冠心病、心肌梗死、偏头痛、人工心脏瓣膜或其他手术后的血栓闭塞性脉管炎等。阿司匹林作为化学预防药物，其主要副作用是引起出血性疾病，因此应正确地评估其禁忌证后再决定用量，使用后应注意随访和监测。

（3）雌激素用于绝经后妇女预防骨质疏松症和冠心病：骨质疏松症是造成老年人骨折的主要原因。对于绝经期后妇女单独使用雌激素，或雌激素联合孕激素使用的替代疗法，可以有效地提高骨质无机盐的含量，降低骨质疏松性骨折的患病率和缺血性心脏病的患病率。但有乳腺癌病史者禁用该法。患有子宫内膜癌、未明确诊断的异常阴道流血和活动性血栓性静脉炎者也被认为是相对禁忌证。

（4）异烟肼用于结核的预防：预防化疗的主要对象：①有与活动性肺结核、菌阳肺结核患者密切接触史的儿童及青少年。②儿童及青少年结核菌素反应新阳转者。③成年人结素强阳性反应，有下述情况者：伴有X线肺部病灶，结核病可能性较大；X线提示有非活动性结核病变；同时患有与结核病相关的疾病，如糖尿病、矽肺、肿瘤或长期服用肾上腺皮质激素和免疫抑制剂；艾滋病毒感染合并结核菌感染。

（六）健康危险因素评估

健康风险因素评估就是为了让个体或群体知道在何种状态下有患病危险的知识，从而有效地降低疾病的发病率及死亡率。

1970年，由罗宾斯（Robbins）和哈尔（Hall）提出健康风险因素评估方法，根据患者的生活方式、个人史、家族史、体格检查结果以及健康危险因素等指标，以流行病学资料和全国死亡统计资料绘制的表格为对照，预测与同种族、同性别、同年龄人群比，其患疾病的概率和死亡概率，以及与实际年龄相比的健康年龄。健康风险因素评估的目的是用客观数据来警示患者，激励其改变不良的生活方式和行为，以促进健康。

健康危险因素评估有许多方法，但大多以疾病为中心。全科医生必须采用以患者或个人为中心的健康危险因素评估方法，并利用自己对个人的深刻了解以及与个人及其家庭建立的朋友式的关系，全面评价个人的健康状况及其危险因素。全科医生应全面评价个人的家庭遗传背景、生活环境、家庭状况、生活事件、个性特征、心理防御机制、行为方式、生活习惯、社会关系、职业、经济状况、宗教信仰、文化程度、健康信念模式和就医行为等方面，确定影响个人健康的主要因素；还应评价个人过去和现在的健康状况，确定现存的健康问题；最后，要预测未来可能出现的健康问题或现存健康问题的发展历程。在此基础上，为个人设计定期健康检查计划，以便及时控制健康问题的发生、发展，早期发现健康问题或一旦个人出现了一些轻微的症状便能马上做出早期诊断。

第二节　健康教育与健康促进

一、概述

（一）健康的概念

1948 年世界卫生组织对"健康"定义为："健康是整个身体、精神和社会生活的完满状态，而不仅仅是没有疾病和体弱。"并指出："政府对人民健康负责任，只有通过适当的卫生保健和社会措施才能履行其责任。"

（二）影响健康的因素

1973 年，美国的拉夫斯博伊斯（Lafrsmboise）的健康层次理论应运而生。提出影响健康的因素包括生物因素、环境因素、生活方式及卫生服务系统。

1. 生物因素

影响个体健康的生物因素包括自然成熟和老化、遗传因素，以及身体器官内部复杂的运动结果，难以人为的方式加以控制或改变，但人们可以做的只能是加强身体锻炼，注意身体状况的变化，接受周期性的健康检查，以及早期诊断和治疗疾病。

2. 环境因素

包括自然环境、社会环境和心理环境，自然环境的污染必然对人体健康造成危害，目前最受重视的是工业污染、食品安全、儿童安全和劳动卫生等。社会环境包括政治、经济、文化、教育等诸多因素，这些因素影响到家庭的功能、人际关系、工作的压力、社交的情况等。社会环境直接或间接地影响和制约疾病的发生和转归。心理环境是指个体在复杂的社会环境中生活，每天面临着不同的情景对个人的价值观念和人格气质的考验；心理是否健全，能否承受压力，有无心理疾患等。

3. 生活方式

生活方式又称为健康行为，是指由于人们自身的不良行为和生活方式给个人、家庭乃至社会健康带来直接或间接的危害，它对人的机体具有广泛影响性、累计性和恒常性，对健康的影响是十分广泛的。如不合理饮食、吸烟、酗酒、久坐而不锻炼、性乱、吸毒等。

二、健康教育和健康促进的概念

随着生物—心理—社会医学模式的确立，提出了在几乎所有的疾病中，偏离行为和生活方式几乎都是最主要因素的观点，并认为慢性疾病是可以预防的，预防的主要方法是：改变人的内在心理，使其选择健康行为；改造人的自然环境和社会环境，使其有益于人类健康。

（一）健康教育与健康促进的概念

1. 健康教育

是通过信息传播和行为干预帮助个人和群体掌握卫生保健知识，树立健康观念，自愿采纳有利于健康的行为和生活方式的教育活动与过程。其目的是消除或减轻影响健康的危险因素，预防疾病，促进健康和提高生活质量。

2. 健康促进

世界卫生组织曾将健康促进定义为："健康促进是促进人们维护和提高自身健康的过程，是协调人类与他们环境之间的战略，规定个人与社会对健康各自所负的责任。" 1995 年世界卫生组织西太地区办事处发表《健康新视野》（*New Horizons in Health*），指出："健康促进是指个人与其家庭、社区和国家一起采取措施，鼓励健康的行为，增强人们改进和处理自身健康问题的能力。"所以，健康促进的基本内涵包含了个人行为改变与政府行为改变两个方面，并重视发展个人、家庭和社会对健康价值选择的潜能。

（二）健康促进和健康教育的活动领域

健康促进涉及以下5个主要活动领域：

（1）制定促进健康的公共政策，把健康问题提到非卫生部门和各级政府组织的议事日程上，鼓励人们做出有利于健康的政策选择。

（2）创造支持环境，系统地评估变化的环境对健康的影响，创造安全的、满意的和愉快的生活和工作环境，以保证社会和自然环境向着有利于健康的方向发展。

（3）发动社区资源和力量，积极有效地参与卫生保健计划的制订与执行，帮助人民认识自己的健康问题，并提出解决问题的办法。

（4）通过提供健康信息，教育并帮助居民提高选择健康的能力，准备应对人生各阶段可能出现的健康问题，学会应对慢性病和意外伤害的方法。

（5）调整卫生服务的方向，健康的主要责任是由个人、社会团体、卫生工作者、工商业机构和政府共同分担的，大家必须共同努力，建立一个有助于健康的卫生保健系统。

健康教育主要包括城市社区健康教育，农村健康教育，学校健康教育，职业人群健康教育，社区健康教育，医院健康教育等。不同的目标人群和场所都具有不同的特点，我们要根据教育宣传的人群特点制订计划和评价方法。

（三）健康教育与健康促进的基本特征

健康教育是以健康为中心的全民教育，它需要社会人群的自觉参与，通过自身认知态度和价值观念的改变，自觉地采取有益于健康的行为生活方式。因此，健康教育最适合于那些有改变自身行为愿望的人群。健康促进的核心策略是全民动员，而不仅限于某一部分人群或患病人群。所以，健康教育是健康促进的基础和先导，而健康教育如不向健康促进发展，其作用就会受到极大的限制。只有健康教育发展到健康促进的水平，健康才可能成为包括政府和居民在内的全社会参与和多部门合作的社会工程。

（四）健康教育与健康促进的社会作用

健康教育与健康促进是实现初级卫生保健的先导，是卫生保健事业发展的必然趋势。近 20 年来一些发达国家由于致力于健康教育与健康促进，使吸烟率每年以 1.0%～1.5% 的速度下降，冠心病和脑血管病死亡率分别下降了 1/3 和 1/2。专家预测，未来中国心脑血管病死亡率的下降主要依靠健康教育和健康促进的大力开展。

健康教育与健康促进通过政策和教育、信息等手段，引导人们自愿放弃不良的行为与生活方式，减少自身制造的危险，追求健康，从成本-效益角度看远远低于医疗资源和高昂医疗费用的投入。广大居民自我保健意识所产生的维护及增进健康的行动，带给国家的期望寿命可以以 10 年计量，是任何新医疗技术都无法比拟的。

三、健康教育的理论

（一）知、信、行理论简介

行为科学研究认为，人的行为受到个体的认知因素、情感因素和行为意图三方面的影响。改变不良行为和偏离行为也必须从这三个方面进行。这就是从知识传播开始，逐步建立健康信念，再向行为转变发展的过程。

所谓知，是指受传者接受保健知识的过程。通过学习改变已有落后观念，包括去除过去学来的旧观念的影响和重新学习两个步骤。

所谓信，即信念，是人们对自己生活中应遵循的原则和理想的信仰。它深刻而稳定，通常和感情、意志融合在一起支配人的行动。信念的转变在知、信、行中是个关键。

所谓行，指的是行为、行动。就是将已经知道并且相信的东西付之为行动。

知、信、行三者之间的关系，一般来讲，知是基础，信是动力，行是目标。为了达到改变行为的目标，就要使受传者实现知、信、行的统一。社会文化、风俗、习惯、社会舆论、道德观念、法令法规等都对人的行为有直接的影响。健康教育必须动员社会、部门、学校、家庭等多方面的力量，实行健康促进才可能完成一种行为的改变。

（二）健康信念模式

信念是一个人深信一个事物或现象是真实的、可信的、符合真理的，知识只有在转变成信念之后，才能支配人们的行为。

信念是不同层次复合的"信念结构"，它包括：

1. 外缘信念

是容易改变的信念，是信念的初级形式，这种信念往往在接受了一个新信息后，就为新信念所取代。

2. 权威信念

是由权威信息影响形成的信念，这种信念对大多数人，特别对崇尚权威者，具有较强的稳固性。在大多数情况下，会随时间的推移而淡化，一旦在实践中遇到矛盾容易动摇。

3. 中心信念

是最牢固的根本性信念，是人们判别信息和决定行动的基本准则。

健康教育需要提供权威信息，促进边缘信念向中心信念转变，分析并利用各种影响因素建立稳定的健康信念，建立具有健康信念的人群，能更好地接受健康劝导，采取保健行为。

（三）健康动机激励理论

动机是满足一定需要，推动或维持人的相应行为的意向。但是有动机并不一定有行为。实现有效行为，需要足够的能力和动机强度。健康教育的"激励式教育"方法，调节人们的健康动机强度。动机强度高低是由期望值与效价之积所决定。期望值是个体对达到目标的把握性；效价是达到目标所能满足个体需要的价值。譬如宣传戒烟，对常人来说能力上应不成问题，而问题在于动机强度，即戒烟决心的大小；在宣传的时候强调戒烟是人人都能做到的，即使是有很长烟龄和很大嗜烟量的人也可以戒除，可利用具体实例来增加期望值；同时指出吸烟会引起癌症、心血管疾病和耗费大量钱财，戒烟则可避免"人""财"两空的危害，起到增加效价的作用；两方面的共同影响，能增强戒烟的决心。

（四）行为矫正策略

健康教育的"力场理论"认为，纠正个体或群体的行为时，除个性特质外，外环境存在两种对抗的力量，一种是朝行为目标发展的压力，另一种是对抗行为转变的习惯力量；当对抗力量发生改变时，会对人们的行为改变产生某种影响。健康教育就是要通过扩大外环境的压力和减少落后习惯的抵抗力两个方面入手，才能达到树立健康生活方式的目标。

朝向行为目标发展的压力又称转变力量；抵制行为转变的反抗力又称抵制力量。这好比是一次压迫弹簧的物理实验，由于力量对比和实验手段不同，会产生三种不同结果：①当转变力强，抵制力弱时，行为朝目标转化；②当转变力弱，抵制力强时，行为负向转化，达不到预期的目的；③当转变力与抵制力相当，则不产生行为转化，也达不到预期目的。

下面以宣传戒烟为例，讲述运用"力场理论"形成健康教育的三种行为矫治的基本策略：

（1）向吸烟者宣传吸烟的危害和戒烟的好处，增加转变力。

（2）剖析吸烟者不愿戒烟的各种"理由"，消除其抵制戒烟的心理防线，削弱固守陋习的抵制力。

（3）第一、二策略联合运用。

在健康教育中要灵活运用不同策略，大规模卫生运动多实施第一策略，能在短时间内见效，其缺点是抵制力仍然存在，一旦转变力放松或中断，人们就会恢复原先的习惯行为，所以转变是暂时性的；第二策略从人们的观念上削弱了抵抗力，使"旧病复发"的可能性减小，健康行为持久，但因为是说理疏导，耗时间费精力，短期效应不明显。最好的策略当然是第三种，需要健康教育工作者将卫生运动与日常保健有机结合起来，取得事半功倍的效果。

（五）健康教育的传播学原理

健康教育作为一项社会教育，需要及时有效地把保健知识和卫生信息告诉公众。传播是基本手段，分为"个体间传播""团体间传播""大众媒介传播"三大类。通常所说的传播多指第三类，亦叫大众传播，其特点是：①受传播者众多、传播迅速、信息量大、受益面广；②由专门机构（电台、电视台、报社等）进行，质量好，信任度高；③一般来讲，传播者与受传播者之间直接联系。

传播是"知—信—行"转变的一个环节，传播效果会影响健康教育的成败，社会、经济、心理诸方面因素都会影响传播效果。开展健康教育，要掌握传播学理论和传播技巧，并控制好传播的各项基本要素。

四、健康教育的内容

（一）树立健康信念，追求良好的生活方式

使广大居民和患者认识到健康是人类永恒的追求，是人生的无价之宝，是社会最大的财富。而对于患者来讲，最好的医生是自己，最好的药物是时间，最好的心态是宁静，最好的运动是步行。

（二）疾病防治的健康教育

在现代科技条件下，许多人40多岁患动脉粥样硬化，50多岁患冠心病，60多岁患脑卒中，提前患病、提前衰老、提前死亡成为当今社会普遍现象。我国是一个发展中国家，心血管病如此广泛流行确实值得重视。世界卫生组织早就提出："许多人不是死于疾病，而是死于无知。"因而多次发出"不要死于无知，不要死于愚昧"的告诫。遗憾的是，人们常常是匆匆忙忙，无暇顾及健康，对这些忠告不以为然，而一旦病发，便后悔莫及。

健康不能等到失去时才觉珍贵，一旦失去，再先进的高科技也不能使受损的肌体恢复原状，而应该在拥有它的时候珍惜它，用科学的生活方式爱护它，使它与我们终身相伴，这就是健康教育的启示。

（三）营养健康教育

健康的第一基石是合理膳食，膳食作为一种文化，没有也不可能有固定的模式，只能有一些基本原则和指南，需因人、因时、因地而异。

根据世界卫生组织和中国营养学会的建议，立足国情，合理膳食可以总结为两句话、十个字，即：一、二、三、四、五；红、黄、绿、白、黑，就基本上能满足我国人群的健康需要。"一"是指每日一袋牛奶；"二"是指每日 250 g 左右碳水化合物；"三"是指每日 3~4 份高蛋白食品；"四"是指四句话，即有粗有细、不甜不咸、三四五顿、七八分饱；"五"是指每日 500 g 蔬菜及水果；"红"是红葡萄酒，每日饮 50~100 ml 红葡萄酒能升高高密度脂蛋白胆固醇，减轻中老年人动脉粥样硬化；"黄"是指黄色蔬菜，如胡萝卜、红薯、番茄、南瓜、玉米；"绿"指绿茶及绿叶蔬菜；"白"指燕麦粉和燕麦片；"黑"指黑木耳。

（四）适量锻炼和运动

流行病学研究反复证明：体育运动能够改善生命质量，提高人类寿命，并在很大程度上可以有效地预防高血压、冠状动脉硬化性心脏病、脑卒中、非胰岛素依赖性糖尿病、骨质疏松症及结肠癌、乳腺癌等一些主要慢性非传染性疾病；体育运动还能帮助控制体重、健美体形、预防肥胖、提高机体工作能力和耐力、激发和增强机体免疫力；更重要的是，积极运动的人，外表和身体机能都处于良好状态，性格开朗，对生活充满信心。

适度运动的要诀是"三，五，七"。"三"指每天步行约 3 km，时间在 30 min 以上；"五"指每周要运动 5 次以上，只有规律性运动才能有效；"七"

指运动后心率加年龄约为 170 次/min，这样的运动量属中等度。例如 50 岁的人，运动后心率达到 120 次/min，60 岁的人，运动后心率达到 110 次/min，这样能保持有氧代谢，若身体素质好，有运动基础，则可达到 190 次/min 左右，身体差的，年龄加心率到 150 次/min 左右即可。

（五）心理卫生教育

所有健康长寿处方中，心理平衡是第一重要的。有了心理平衡，才能有生理平衡；有了生理平衡，人体的神经系统、内分泌系统、免疫功能、各器官代偿功能才能处于最佳的协调状态，一切疾病都能减少。

心理平衡的要诀是三个"三"。第一是三个"正确"，即正确对待自己、正确对待他人、正确对待社会环境，及时地适应环境。这样在社会交往和事业追求中才能给自己准确定好位，不自卑，不自傲，得心应手，心理压力很小。第二是三个"既要"，既要全心全意奉献社会，又要尽情享受健康人生；既要怀殷殷报国志，在事业上力争一流，又要有颗淡淡平常心，在生活上甘于平淡；既要精益求精于专业知识，又要有多姿多彩的休闲爱好。第三是三个"快乐"，一是顺境时要助人为乐，在助人的过程中，自己的人格得到了升华，心灵也得到了净化；二是要知足常乐；三是逆境中要自得其乐，不能气馁。

（六）戒烟限酒

众所周知，吸烟对人体健康是有百害而无一利的，长期吸烟的危害，主要是引发疾病和死亡。饮酒过量对心血管系统有一定的危害。

（七）安全教育

加强安全教育，提高安全防范意识。

五、健康教育的计划、实施与评价

健康教育和健康促进计划设计是根据实际情况，通过科学的预测和决策，提出在未来一定时期内所要达到的目标及实现这一目标的方法、途径等所有活动的过程。即包括计划、实施及评价的全过程。

(一) 计划设计概述及原则

健康教育和健康促进是复杂的系统工程，制订计划必须始终坚持正确的目标指向，同时又有切实可行的具体目标，必须从实际出发，掌握目标人群的健康问题、知识水平、思想观念、经济状况和风俗民情等，把计划的目标和目标人群所关心的问题紧密结合起来，才有可能得到群众的支持和参与，并收到预期的效果。

(二) 计划设计的基本步骤

健康教育计划要在社区卫生诊断的基础上进行，可以先进行社区微观流行病学调查，搞清楚以下5个问题：

(1) 威胁社区人群生命与健康的疾病或健康问题是什么？

(2) 该疾病或健康问题的危险因素是哪些？其中最主要的危险因素是什么？

(3) 哪些人群是这些疾病或健康问题的受累者？他们的主要特征是什么？

(4) 这些疾病或健康问题在地区、季节、持续时间上有什么规律可循？

(5) 对哪些问题进行干预可能最敏感？干预可能会遇到什么障碍？是否可以克服？预期效果和效益是否最好？

(三) 计划的具体目标

计划的具体目标是为实现总体目标设计的、具体的量化的指标，其要求一般用4个W和2个H来考虑：即计划针对谁（Who）？计划要实现什么变化（What）？在多长时间内完成这种变化（When）？在什么范围内完成这种变化（Where）？变化程度有多大（How much）？如何测量这种变化（How to measure）？

(四) 计划实施中的质量控制

控制实施质量是保证计划顺利实施和取得预期效果的重要环节。因此在项目开始前就要建立起有效的监测与质量控制体系。质量控制的内容一般包括：工作进程监测、活动内容监测、对目标人群的监测以及对活动经费的监测等。

（五）建立活动实施的组织，开展人员培训

实施一项健康教育计划的首要任务是建立实施工作的领导机构和执行机构，并确定协作单位。实施人员应该掌握与实施计划有关的知识和技能。虽然培训是必要的，但实施人员原有的知识、技能和经验也是十分重要的。

（六）健康教育计划的评价

健康教育和健康促进计划的评价要贯穿于整个活动过程中，评价的基本原理是比较，只有通过比较，才能鉴别，找出差异，分析原因，总结规律，完善管理，提高效率。

评价分为形成评价、过程评价和结果评价等三大类。

形成评价包括为制订干预计划所做的需要评估及为计划设计和执行提供的基础资料。目的是使计划符合目标人群的实际情况，使计划更科学和完善。

过程评价概括为评估项目运作和修正项目计划。有时应用项目外部的专业人员对项目进行独立评价对于项目实施的早期阶段和关键时期意义非常重大。它可以跳出项目实施者的惯性思维，从专家的角度对项目进行方向的宏观指导和矫正。

结果评价也被称作效果评价，往往是在项目执行得到一定的结果时进行的评价，健康教育的项目常用的评价指标有：卫生知识的平均得分、卫生知识的合格率、卫生知识的正确知晓率、信念流行率、行为流行率以及行为改变率等。

第三节 传染病与突发公共卫生事件处理

一、传染病的处理

传染病是指由传染性病原体或它们的毒性产物所致的疾病。传染病流行病学是研究人群中传染病的发生、发展和传播规律，探索传染病的临床识别标志，评价影响传染病流行的因素，提出预防和控制传染病流行的措施和策略，有效地控制和消灭传染病的科学。

(一) 传染病的流行趋势

至20世纪末，人类已成功地消灭了天花，正朝着消灭脊髓灰质炎的目标努力，并有效地控制了麻风、白喉、鼠疫等多种传染病。但20世纪70年代以来，某些传染病复燃。主要表现：一是一批被认为早已得到控制的传染病卷土重来，如结核病、白喉、登革热、霍乱、鼠疫、流行性脑脊髓膜炎和疟疾等；二是新发现数十种传染病，如：艾滋病、军团病、丙型肝炎、戊型肝炎、出血性结肠炎等。

(二) 传染病的预防和控制

1. 传染病的预防和控制策略

(1) 传染病的预防就是要在疫情尚未出现前，针对可能暴露于病原体并发生传染病的易感人群采取措施。我国的传染病预防策略可概括为：以预防为主，群策群力，因地制宜，发展三级保健网，采取综合性防治措施。即：①加强健康教育，改变不良卫生习惯和行为，切断传播途径；②加强人群免疫，控制具有有效疫苗免疫的传染病发生的重要策略；③改善卫生条件，提供安全的饮用水，粪便无害化处理，食品卫生监管等。

(2) 加强传染病监测，其监测内容包括传染病发病、死亡；病原体型别、特性；媒介昆虫和动物宿主种类、分布和病原体携带状况；人群免疫水平及人口资料等。必要时还开展对流行因素和流行规律的研究，并评价防疫措施效果。我国的传染病监测包括常规报告和哨点监测。常规报告覆盖了甲、乙、丙三类共39种法定报告传染病。

（3）传染病的全球化控制，1980年全球宣布消灭天花，1988年世界卫生组织启动全球消灭脊髓灰质炎行动。有该病的国家由125个降至10个。中国在2000年被世界卫生组织列入无脊髓灰质炎野毒株感染国家。2001年世界卫生组织发起全球"终止结核病"合作伙伴活动，其目标为：2005年，全球结核病感染者中75%得到诊断，其中85%被治愈；2010年，全球结核病负担（死亡和患病）下降50%；2050年，全球结核病发病率降至百万分之一。

2. 传染病预防和控制措施

包括传染病报告和针对传染源、传播途径和易感人群的多种预防措施。

（1）传染病报告

①报告病种类别：2004年颁布，2013年6月29日修正的《中华人民共和国传染病防治法》规定，法定报告传染病分为甲、乙、丙三类共39种。甲类：鼠疫、霍乱。乙类：传染性非典型肺炎、艾滋病、病毒性肝炎、脊髓灰质炎、人感染高致病性禽流感、麻疹、流行性出血热、狂犬病、流行性乙型脑炎、登革热、炭疽、细菌性和阿米巴性痢疾、肺结核、伤寒和副伤寒、流行性脑脊髓膜炎、百日咳、白喉、新生儿破伤风、猩红热、布鲁氏菌病、淋病、梅毒、钩端螺旋体病、血吸虫病、疟疾。丙类：流行性感冒、流行性腮腺炎、风疹、急性出血性结膜炎、麻风病、流行性和地方性斑疹伤寒、黑热病、包虫病、丝虫病，除霍乱、细菌性和阿米巴性痢疾、伤寒和副伤寒以外的感染性腹泻病。国务院可以根据情况，增加或者减少甲类传染病病种，并予公布。国务院卫生行政部门可以根据情况，增加或减少乙类、丙类传染病病种，并予公布。

②责任报告人及报告时限：凡执行职务的医疗保健人员、卫生防疫人员包括个体开业医生皆为疫情责任报告人。责任报告人发现传染病患者、病原携带者、疑似传染病患者，应依法填写疫情报告卡，向卫生防疫机构报告疫情。甲类传染

病和乙类传染病中的艾滋病、肺炭疽的报告时限为城镇 6 小时以内、农村 12 小时以内，应以最快的通讯方式向发病地区的卫生防疫机构报告，并及时报出传染病报告卡。乙类传染病的报告时限为城镇 12 小时以内、农村 24 小时以内向发病地区的卫生防疫机构报出传染病报告卡。在监测区内发现丙类传染病的报告时限为 24 小时内向发病地区的卫生防疫机构报出传染病报告卡。发现传染病暴发、流行时，应以最快的通讯方式向发病地区的卫生防疫机构报告疫情。省级政府卫生行政部门接到发现甲类传染病和发生传染病暴发、流行的报告后，应于 6 小时内报告国务院卫生行政部门。

（2）针对传染源的措施

①患者：应做到早发现、早诊断、早报告、早隔离、早治疗。患者一经诊断为传染病或可疑传染病，就应按传染病防治法实行分级管理。甲类传染病患者和乙类传染病中的艾滋病、肺炭疽患者必须实施隔离治疗。必须在指定场所进行隔离观察、治疗。必要时可请公安部门协助。乙类传染病患者根据病情可在医院或家中隔离。对传染源作用不大的可不必隔离。丙类传染病中的瘤型麻风病患者必须经临床和微生物学检查证实痊愈才可恢复工作、学习。

②病原携带者：对病原携带者应做好登记、管理和随访至其病原体检查 2~3 次阴性后。

③接触者：凡与传染源有过接触并有受感染可能者都应接受检疫。检疫期为最后接触日至该病的最长潜伏期。a. 留检：即隔离观察；b. 医学观察；c. 应急接种和药物预防。

④动物传染源：对危害大且经济价值不大的动物传染源应予以彻底消灭。对危害大的病畜或野生动物应予捕杀、焚烧或深埋。对危害不大且有经济价值的病畜可予以隔离治疗。此外还要做好家畜和宠物的预防接种和检疫。

（3）针对传播途径的措施：消毒是用化学、物理、生物的方法杀灭或消除环境中致病性微生物的一种措施，包括预防性消毒和疫源地消毒两大类。疫源地消毒又分为：①随时消毒：是当传染源还存在于疫源地时所进行的消毒；②终末消毒：是当传染源痊愈、死亡或离开后所做的一次性彻底消毒，完全清除传染源所播散、留下的病原微生物。只有对外界抵抗力较强的致病性病原微生物才需要进行终末消毒。

（4）针对易感者的措施：主要有免疫预防、药物预防、个人防护等措施。

（5）传染病暴发、流行的紧急措施：①限制或停止集市、集会、影剧院演出或者其他人群聚集活动；②停工、停业、停课；③临时征用房屋、交通工具；④封闭被传染病病原体污染的公共饮用水源。

二、突发性公共卫生事件的处理

突发性公共卫生事件是指突然发生，造成或者可能造成社会公众健康严重损害的重大传染病疫情，群体性不明原因疾病、重大食物和职业中毒以及其他严重影响公众健康的事件。

（一）突发事件的分类

目前最常用的是按照原因和性质分类，将其分成自然灾害、人为事故和疾病暴发三大类。

1. 自然灾害

包括：气象灾害、海洋灾害、洪水灾害、地质灾害、农业生物灾害、森林灾害、宇宙灾害等。

2. 人为事故

包括：战争和暴力、恐怖活动、重大交通事故、人为火灾、意外爆炸、群体中毒、化学事故、放射事故等。

3. 疾病暴发

是指在某局部地区或集体单位中，短时间内突然出现多个相同异常病例，这些病例多有相同的传染源或传播途径，包括：肠道传染病、呼吸道传染病、虫媒传染病、自然疫源性疾病、性传播疾病、群体性不明原因疾病、群体性预防接种反应和群体性药物反应等。

（二）突发事件的处理

1. 突发事件的预防和应急准备

建立突发事件应急反应机制应遵循的四条原则：中央统一指挥，地方分级负责；依法规范管理，保证快速反应；完善监测体系，提高预警能力；改善基础条件，保障持续运行。

主要任务：

（1）制定政策和法律：制定与突发事件相关的法律框架和可实现的政策，确认各级政府和部门及团体、个人所应承担的责任与义务。

（2）建立信息系统：主要工作包括：设立监测点和建成监测点计算机网络；建立分类事件数据库和专家数据库；开发突发事件信息处理和查询软件；制作门户网站；构建信息收集、整理和发布体系；制定管理、实施的法律法规等。

（3）建立预警系统：要求监测全面、预报准确、警报及时。

（4）危险评估：分析和预测发生自然灾害、技术事故、社会事件和疾病暴发的可能性和危险性。

（5）物资储备：做好重要物资，特别是医疗器械、特效药物和疫苗的储备。我国现已建立了8个中央级物资储备库的救灾物资储备网络。

（6）教育培训：包括两方面：专职人员培训和公众教育。专职人员的训练有利于提高对突发事件的反应速度，提高紧急救援的工作水平；有利于队员明确总任务和任务的分派；有利于提高对应急预案的执行水平。公众教育的目的是普及突发事件的自救知识，让群众意识到可能面临的危险，了解各种突发事件的特点、应对方法和有关的法律政策。常见的方式有报纸、电视和学校教育等。

（7）机构建设：建立管理突发事件的政府机构，领导媒体和其他部门在突发事件发生时与卫生部门协调一致，以确保卫生部门能够充分利用现有的卫生资源，顺利开展救援工作。

（8）制定预案：根据某地区的实际情况，结合各种突发事件的特点，总结以往应急救援的经验和教训，确定今后工作的策略和措施，制定出相应预案。内容包括：应急机构设置、领导体制、职责分配、信息系统建立、后勤支援、物资保障、人员调配、规章制度、日常预防和准备工作、临灾反应、应急行动方案和防病技术方案等。预案的制定一定要密切联系实际，全盘考虑，系统分析，要力求详细、具体，注意可操作性和灵活性，切忌流于形式。目前，我国分别制定了《全国救灾防病预案》《全国抗旱救灾防病预案》和《破坏性地震应急条例》。

（9）科学研究：加强突发事件相关的学科建设，如加强预测、预报研究，加强各种复合伤、重伤的治疗研究，尤其是要加强突发事件流行病学的研究，摸清事件发生、发展的规律，为有针对性地进行预防和处理提供科学依据。

（10）监督评价：监督和评价是用来判断应急准备计划制订和执行的好坏，以及提出有待改进的地方，是对上述任务的全面考核。内容包括：对突发事件准备工作的监督和评价、对缓解措施落实情况的监督和评价、对培训和教育项目的监督和评价。

2. 突发事件的处理措施

（1）处置病员：现场急救突发事件发生的最初几个小时，最紧迫的任务就是进行现场急救。主要包括3个阶段：搜寻、营救及急救治疗。最初的治疗原则是：抢救生命，防治严重的并发症。推广标准化的简单治疗方案，以争取时间。对于传染性疾病暴发，组织专门的救护力量，设置定点医院对患者进行隔离治疗，同时要充分注意对医护人员的安全防护。

（2）公共卫生管理：如果出现重大传染病疫情，应采取一些特殊措施，切断传播途径，防止传染源扩散和保护高危人群。主要工作包括：保证供水安全；监督食品卫生；修建临时厕所、提供洗手、沐浴等基本卫生设备；设立临时垃圾处理场；开展爱国卫生运动，使用杀毒剂消灭蚊、虫等传媒介质；加强疫苗接种；传染病患者的尸体鉴定后，及时深埋或火化。还可以采取临时放假，关闭公共场所，暂停公共活动，控制人员流动，加强出入境检疫，封锁疫区，发放药物、设备，执行隔离、观察等措施。

（3）稳定群众情绪：突发事件发生后，尤其是病死率较高疾病的暴发会造成群众心理恐慌。因此，要防止谣言，及时发布疫情信息，解释群众疑问，指导做好个体防范，稳定群众情绪，为救援和防治工作创造良好的氛围。

（4）寻求合作和援助：所有地区和国家发生突发事件时必须尽量依靠自己的力量来完成救援和重建工作，但当情况危急，而当地或本国又缺乏相应的物资和技术的时候，就应积极将信息提供给外界或国际人道主义，寻求援助和支持。若国内外同时出现重大疫情时，及时取得世界卫生组织和其他各国的合作，有利于吸取他国经验，提高本国工作效率。

（5）突发事件平息后的工作：迅速恢复和重建遭受破坏的卫生设施，提供正常的医疗卫生服务，搞好受害人群躯体伤害的康复工作，预防和处理受害人群的心理疾患等。

第六章　人际沟通与医患关系

第一节　人际沟通

一、基本概念

人际沟通，也称人际交往，是沟通的主要形式。是指人与人之间在共同活动中彼此交流思想、感情和知识等信息的过程。主要是通过言语、非言语、表情、手势、体态以及社会距离等来实现的。我国古代著名思想家、文学家荀子曾说："人之生，不能无群。"说明社会交往是人类必不可少的活动，可以使人产生归属感、安全感，人只有通过交往，才能过社会生活，才能被社会接纳。由此可见，人际交往具有重要现实意义。

二、社会作用

（一）人际沟通是社会人的基本需求

社会人必然面临与人交流和沟通。家庭成员之间、朋友之间、同事之间、上司与下属等，都需要沟通。因此，人际沟通是一个人生存与生活的最基本需求。由于人际交往与沟通能力的差异，不同个体的人生差别是较大的。著名的管理大师汤姆·彼德斯曾说过："沟通通常是无底洞，人们或多或少都对其有所畏惧。原因很简单，人类的天性就是这样，但是为了使工作生活更顺利些，你必须努力与他人沟通。"良好的人际交往与沟通能力是事业成功、达到目的必备素质和基础，也是人们为人处世的一门艺术。正如社会学家玛丽·布恩所说："沟通的能力，在一个人的事业中与用来相互联系的技术是同等重要的。"

（二）人际交往可以加深自我认识

在我们的交往活动中，有时候双方的评价有一定的差距，不少人会因此而产生烦恼。如果我们善于调试不同的评价，全面提高自己的综合素质，更加正确地认识自我，这将有助于我们找到恰当的社会位置，扮演好自己的社会角色。

（三）人际交往促进社会化进程

人际交往是社会发展的必然产物，也是社会发展的基本前提。没有人际交往过程中所形成的各种各样的网络关系以及人们所担当的各种各样的社会角色，社会就不成其为社会，发展也就无从谈起。人际交往是我们生活的一部分，贯穿生命的始终。良好的人际交往能力是青少年社会化的起点，是将来在社会立足的必备元素，也是为社会做贡献的基本能力。

（四）人际交往是实现人生价值的桥梁

人生的真正价值在于奉献，而人际交往是我们奉献的桥梁。良好的人际交往，能让我们掌握更多社会的信息，了解人民的生活状态和实际需要，保持和人民群众的血肉联系，以便更好地为人民服务。

三、人际交往的一般原则与基本技巧

每个人都有自己的交往优势和风格，也会采用不同的交往技巧。现将一般交往原则与基本技巧做一介绍。

（一）一般原则

1. 诚信仁爱

君子以诚为贵，"真诚"是人际交往的桥梁，真心待人、诚信做人，有助于心灵交汇、达成共识，在人际交往中受人尊重。"立身存笃信，景行胜将金。"

为人处世，信用为贵。作为全科医生首先应该有一颗真诚的心，言而有信，以仁爱之心服务患者。

2. 平等待人

在人际交往的过程中，彼此在人格上是平等的，交往的受益者是双方。因此，交往中一定要平等待人，不可以权压人、仗势凌人。作为全科医生，更应该平等对待患者，绝不能以权力大小和地位高低来区分患者。

3. 善听意见

要善于听取各方意见，不要好为人师，使他人无所适从。"走自己的路，让别人去说"不是任何时候、任何地方都适用。而是要走自己的路，倾听他人的建议，让别人无闲话可说。

4. 自尊自爱

一是不要随意接受别人的礼品，要学会谢绝，尤其是异性间的馈赠。二是要懂得尊重他人，仪表举止得当，同时保持适度距离，避免误会。只有自尊自爱，尊重他人，才能赢得他人的赞赏和尊重。

5. 换位思考

换位思考是解决问题的重要途径。若因误会而产生不快，换个角度设身处地为对方着想，或许会让结果有所转机。作为全科医生，应该真正"走进"患者，急患者之所急，想患者之所想，有利于疾病康复和改善医患关系。

6. 戒骄戒躁

我们每个人在身份增值、地位高升时，尤其应记住自己的言行要谨慎、语气要协调，始终牢记戒骄戒躁的交往准则。"谦虚使人进步"的道理在医患交往中尤其重要，我们不能将"患者"简单看作是疾病的载体，而是有思想、有情感的人。所以，医生应该谨慎对待患者的建议和意见，不能妄自尊大。

（二）基本技巧

1. 明确目的，求同存异

任何交往都是有目的的，可能是长远目的，也可能是近期目的。如果交往目的明确，那么干扰越少，成功的希望就越大。在交往中出现意见分歧的时候，要考虑"求同存异"的交往技巧，避免不必要的矛盾冲突。

在交往过程中，还存在交往目的与个人价值观念之间的矛盾，常常是影响人际交往的重要因素。主要有：①趋避冲突：两者之中有一个是极力想保留或得到的，另一个是极力想逃避的，这种选择往往比较容易；②趋趋冲突：两者都很想要，但"鱼与熊掌"不可兼得，必须选择其中之一；③避避冲突：两者都想极力逃避，但必须选择其中之一。比如，一个得了早期骨癌的年轻人，要么截肢，要么保全四肢冒死亡的危险，两者选其一。

2. 知己知彼，胸有成竹

首先，了解对方的个性习惯、兴趣爱好、家庭背景、生活嗜好、社会地位、交往方式、成长历程、品质修养、奋斗目标等，有助于缩短"交流距离"，促进沟通融洽。了解对方的途径有：对方的同事、朋友、邻居或领导；在交往中进行观察、分析，不断了解对方；通过"投射"来了解对方（即说一句特殊的话、做一件特别的事、见一个特殊的人等，然后观察对方的反应）。全科医生可以在患者不注意的时候，突然询问一些话题，或突然给患者一个敏感的刺激，同时观察患者的反应，可以从患者的表现来证实或排除某些问题。其次，正确认识自己的长处与不足，尽可能地学习他人的优点，扬长避短，从而在交往中占据优势。但认识自己往往比了解他人更难，可以通过分析某次交往失败的原因、听取别人（尤其是对手）对自己的评价、有意识地追求自我完美、分析自己的家庭背景和成长经历等来剖析自己。

3. 发挥优势，促使成功

在交往中，可以发挥自身优势，促使沟通达到有效目的。一是注意自己的仪表和言谈风度，以饱满的热情、开放的胸怀、主动的态度、沉稳的心态、幽默的风格、真诚的品质向对方展示自己，让对方感到轻松、愉快和满意。二是展示让对方喜欢的才华，因为在没有利益冲突的情况下，大家都喜欢有才华的人。但在展示才华的同时，要隐藏让对方嫉妒或对对方不利的才华。三是选择自己擅长的沟通方式。如果口才胜于文笔，那就当面陈述；如果文笔胜过口才，那就利用书信来沟通；如果人格的魅力胜过口才和文笔，那就增加见面的机会，从小事做起，默默感化对方。

4. 选择合适的交往时机和场所

合适的交往时机和恰当的交往地点是促成有效沟通的重要因素。①选择双方的精神状态都比较好的时候进行交往。如果精神状态不佳，无法发挥自己的特长和不利于激发对方的兴趣。如果向领导请示，最好提前预约。②选择与对方相适应的交往场所，有利于唤起双方沟通的兴趣。如果交往场所不当，有可能达不到预期效果，甚至引起误会。

5. 实时变换让对方感觉愉悦的交往方式

如果总是采用一种单一而刻板的交往方式，久而久之可能会引起对方的厌烦或反感。因此，不时地变换交往方式，让对方觉得新鲜、惊讶、意外、刺激，以便引起对方的注意和兴趣。

总之，一次成功的交谈不仅取决于交谈的内容，而更多的是取决于交谈者的神态、语气和动作等。同一句话，不同的语调会有不同的效果。交谈中不能自己没完没了地说，应给别人说话的机会，也不能随便打断别人的谈话。同时，聆听也是一门艺术。我们要集中精神、表情自然，耐心地倾听对方的声音，经常与对方交流目光，适当的用赞许地点头，或是用微笑来表示你很乐意倾听。作为服务社区的全科医生，熟练掌握人际沟通的基本技巧，全面提升人际沟通的能力，对于建立良好的医患关系、促进疾病康复和社区和谐，具有重要意义。

四、人际吸引

人际吸引是指人与人之间相互喜欢、愿意亲近的程度。按吸引的程度，人际吸引可分为亲和、喜欢和爱情。亲和是较低层次的人际吸引，喜欢是中等程度的吸引，爱情是最强烈的人际吸引形式。人际吸引是人际交往或人际关系的中心问题，决定着人际关系的质量和人际交往的成败。增强人际吸引是博取别人喜欢、改善人际关系的重要手段。对于全科医生来说，增强人际吸引力是改善医患关系和开展团队合作的有效手段。

（一）仪表吸引

仪表是指一个人的外表特征，如容貌、姿态、身材、线条、衣着、发型、眼神、言谈举止等，有"身体的魅力"之称。仪表在一定程度上反映了一个人的精神面貌，对第一印象的形成往往起着先入为主的作用，影响着人们以后的交往水平和认知倾向。

诚然，身体魅力在第一印象中起着十分重要的作用。"郎才女貌"已被誉为婚姻伴侣的最佳选择。亚里士多德曾说过：美丽的仪表是比任何介绍信都更为有效的推荐书。尽管人们常告诫自己："人不可貌相"，然而，人们却始终无法排除外貌的魅力在交往中的影响，它就像一种磁力吸引着人们。美丽往往可以产生一种"光环效应"，即一般人都认为美丽的就是好的。医务人员若在服务过程中注意自己的仪表可以在医患交往过程中产生许多积极的作用。患者总是喜欢那些和蔼可亲、服装整洁、举止谨慎的医生，他们给人一种沉着、负责、认真、技术精湛和安全感的印象。

（二）品质吸引

良好的个人品质可以增进人际吸引，而不良的个人品质会妨碍人际吸引。诺尔曼·安德森曾列出 555 个描写个人品质的形容词，然后让大学生们指出他们喜欢哪些品质和喜欢的程度。研究表明，大学生评价最高的个人品质是真诚，评价最低的个人品质是说谎（表 6-1）。

表 6-1　个人品质受喜欢的程度

最受人欢迎	中间品质	最令人厌恶
	固执	古怪
真诚	刻板	不友好
诚实	大胆	敌意
理解	谨慎	饶舌
真实	易激动	自私
忠诚	文静	粗鲁
可信	冲动	自负
智慧	好斗	贪婪
可信赖	腼腆	不真诚
有思想	易动情	不善良
体贴	羞怯	不可信
热情	天真	恶毒
善良	不明朗	虚假
友好	好动	令人讨厌
快乐	空想	不老实
不自私	追求物欲	冷酷
幽默	逆反	邪恶
负责	孤独	装假
开朗	依赖他人	说谎
信任		

　　热情与开放是联系在一起的。热情也被认为是一个决定喜欢程度的重要品质，主要表现在喜欢一些事物，对别人表示积极、肯定的态度，乐于赞美和称颂别人。开放是指愿意让别人来接近自己、了解自己，从而促进相互理解，增加吸引力。研究表明，喜欢别人的人最易受到别人喜欢。

（三）能力吸引

个人能力也可以增进人际吸引。一是因为能干的人或许在某些问题上能给人以帮助，至少不会带来麻烦。二是由于能干的人的言行往往使人感到恰到好处，赏心悦目。如果一个人的能力对别人有用，那么他越有能力，人们就越喜欢他。当然，能力对人的吸引力往往与良好的个人品质联系在一起。老师总是十分喜欢优秀的学生，因为学生的成功证明了老师的价值。能力非凡可以使一个人富有吸引力，难免犯点小错误的谦虚可使其吸引力增加，这就是"犯错误效应"。医生最吸引患者的品质是富有同情心、责任心、热心、细心、爱心。如果这样的医生很有能力，又能满足患者的需要，则更具吸引力。

（四）邻近吸引

邻近主要是指地理位置上的接近。俗话说："近水楼台先得月。"如果其他条件都相似的话，大多数人倾向于去接触生活在自己周围的人。那么为什么邻近的人容易相互喜欢？一是邻近的人更能提供帮助，远亲不如近邻，人们最可能得到邻居的帮助；二是由于邻近的人有相互交往的积极愿望，趋于夸大对方的积极方面，忽视或低估消极的方面，容易产生喜欢的情感；三是邻近可以增加接触的频率，有利于相互了解、增加彼此间的熟悉程度；四是邻近使交往所花的成本（包括精力、时间和金钱）降到最低，满足人们以最少付出而得到最多交往的愿望。

另外，邻近的人有更多的相似之处，如相同的居住环境、相似的生活问题、相似的精神需要等，因而增加了相互交往的机会。但是，邻近也可能增加人际的冲突。米勒在实验中发现，中等次数的接触确实可以增加彼此间的喜欢程度，而接触次数过量却会使人产生厌烦或厌倦的感觉，降低了喜欢的程度。因此，邻近并相互接纳时才会产生吸引，而当人们之间存在互相矛盾的兴趣、需要或人格时，增加接触次数反而会增加冲突、加剧矛盾。

全科医生与所在社区的居民生活在一起，具有明显的地理优势，如果全科医生能满足居民的需要，这种邻近可以产生极大的吸引力，十分有利于建立亲密的医患关系，吸引患者或居民接受全科医生的服务。当居民需要医生的帮助时，频繁接触会受欢迎，而在平常，频繁接触不一定会受欢迎。因此，在实施社区调查、健康教育等项目时，应充分考虑居民的需要、兴趣和生活规律，让居民觉得医生总是在合适的时机出现，不至于让人厌烦。

（五）相似性吸引

"物以类聚，人以群分"一语道出了日常生活中人们因相似而产生吸引的道理。的确，相似使交往双方容易在交往中找到平衡，感觉轻松、愉快、被认同，因而容易产生相互吸引。"志同道合""情投意合"提示了因相似而产生吸引，"心心相印""心照不宣"则形容相似吸引的作用。相似性吸引主要表现在态度、信仰、价值观和生活社会背景上，也表现在某些个人特征上，如年龄、身高、体重、肤色、民族特征、信仰、职业、兴趣、智力水平、教育水平和技术水平等方面。而性别相似却例外，异性才更具有吸引力。

相似的人互相喜欢可能是因为：①具有相似条件的人，趋向于参加类似的社会活动，相似为相近创造了条件；②相似的人容易达成一致的认知和态度，容易取得交往和认识上的平衡；③相似的人容易沟通思想，不易造成误解和冲突；④人们往往夸大那些与自己意见相同的人之间的相似性，同时也夸大那些与自己有不同意见的人之间的差异。

医生可以通过寻找自己与患者之间的相似之处而增加医患吸引力，缩短医患之间的心理距离，消除患者就诊时的紧张情绪。医生应该在询问病史前简单地了解一下患者的年龄、籍贯、职业、爱好、家庭情况，并明确将医患之间的相似之处告知患者。并对此表示热情或感兴趣，以便让患者觉得医生是可亲可敬的。

（六）互补性吸引

实际上，人格互补吸引的背后仍然是价值观相似的吸引。互补产生吸引的主要原因是因为互补满足了双方的需要，有利于合作，有利于建立和谐、融洽的人际关系。当一个人的需要可以满足另一个人的需要时，两人就趋向于相互喜欢，而且有利于建立长期稳固的关系，异性朋友或夫妻之间的最根本吸引就是这种需要互补吸引，而相似性吸引往往是表面的。医患之间的吸引就是一种典型的需要互补性吸引。医生有在患者身上实现自己的抱负的需要，这种需要正好满足了患者需要解除病痛的愿望，反之亦然。因此，医患关系的本质，不是一种"支配—服从"的关系，更不是一种施舍与被施舍的关系，而是一种建立在需要互补基础之上的平等合作的关系。对于一个社会团体来说，最理想的状态是：少数具有领导才能和支配个性的人去领导大多数服从型的成员，这样的团体才最有凝聚力和战斗力。

当然，人格互补吸引也有例外的情况，如一个内向而善思考的人喜欢与他相似的人在一起，而不喜欢大吵大嚷、轻浮的人。由此看来，人格的互补吸引是有前提的。当两个人扮演相同的角色、有相同的需要时，决定喜欢程度的主要因素是相似性；而当两个人扮演不同的角色，双方的需要能相互满足时，决定喜欢程度的主要因素是互补性。

（七）报答与奖励性吸引

报答性吸引遵循相互性原则。人们在社会化的过程中，已经建立了一种"有恩必报"的价值观念，正如"滴水之恩，当以涌泉相报"。一个人接受了别人的恩惠和奖励，于是产生了报答对方的强烈愿望，这种报答恩惠的动机与给予恩惠的动机之间产生了潜在的吸引力。这种恩惠可能是物质的，也可能是精神的，而在日常生活中，人们更注重精神上的奖励，如接受别人的表扬、喜欢、称赞、鼓励、支持等。

报答性吸引的程度主要取决于两个因素。一是人们需要报答的程度。例如，一个自尊水平较低的人比自尊水平较高的人更需要大量称赞的报答，因此，这些人更喜欢那些给予他们肯定评价的人。当一个员工兢兢业业地工作取得良好的效益时，如果上级做了公正的评价，员工可能会以加倍的努力来报答领导的奖励，这种报答也正是领导所需要的。总之，当人们需要报答而别人又能给予时，报答能产生最大程度的吸引。二是人们对奖励的评价。长期受人称赞与先受别人批评后再受别人称赞相比，人们似乎更喜欢后者。实际上，人们更希望得到一个认真的、公平无私的、有判断力的人所做出的积极、肯定的评价，而不是那些毫无根据的表扬或称赞。虽然人们确实喜欢那些给予好处的人或提供过满意服务的人，但是一旦以上恩惠使人们的自由和人格受到威胁时，这些给予恩惠的人也不会被欢迎。

虽然大多数人都喜欢听好话，但说好话却需要讲究夸赞的艺术和场合。如果别人认为你说好话是别有用心的，你的好话就不一定让人喜欢。一味地对上级说好话，会被认为是阿谀奉承、想谋求好处。如果先对上级提出诚恳的建议，再说一些佳话，会被认为是诚实的、有帮助的。面对一听坏话就反感的上级就应该改变策略，说话前应先了解上级的个性和好恶。一直对上级说"批评"的话的人也不会受人欢迎，让人觉得这种人是个"刺头"，喜欢贬低别人、抬高自己或爱出风头。另外，对上级最好不要先说好话，后提意见，因为这种说话的口气往往是上级对下级的评价方式；而上级对下级说话时，必须先表扬一通，让下级注意你说的话，对你充满感激之情，然后再用激励的方式提出下级的缺点，这样既能使下级喜欢上级，又能乐意改正自己的缺点。

五、人际交往手段

人际交往中，人们必须借助某种媒介来传递信息，从而交流思想、传达感情并相互影响，以此达到人际沟通的目的。人们用于传递信息的媒介就是人际交往的工具，通常使用的交往手段有两种：一是语言交往，二是非语言交往。

（一）语言交往

语言交往是指人们运用语言进行信息传递和相互影响的过程。语言是一种人类所特有的社会现象，是一种社会交往的工具。人们利用语言进行交流，达到相互了解、相互影响的目的，并形成社会生活。人们利用语言进行思维活动，记录或保存信息、历史和经验，创造人类社会光辉灿烂的文明与文化，推动人类社会的发展。希波克拉底曾说过医生有三大法宝："语言、药物和手术刀"。"言为心声"，语言是医生思想、素质、能力、爱心等多种因素的综合体现，是医生最重要的法宝。医生的语言有极强大的暗示作用，对患者的情绪和病情都有较大影响。正所谓"良言一句三冬暖，恶语伤人六月寒"。

1. 语言与言语

语言作为一种工具被人们使用时，其具体的表现形式就是言语，言语活动包括口头言语、书面言语和视听言语等。语言与言语是两个彼此不同而又紧密联系的概念，两者的区别是：①语言是人类社会中客观存在的现象，是一种社会上约定俗成的符号系统。言语是人们运用语言材料和语言规则所进行的交际活动的过程，表现为说、听、读、写等活动。②语言对使用某个语种的人来说是统一而相对稳定的，言语却有个体性、多变性、地域性和种族性等，它是一种社会心理现象。

语言和言语的内在联系在于：①言语活动是依靠语言材料和语言规则来进行的，离开了语言，言语活动就缺乏稳固的科学基础。②语言也离不开言语活动，它是在具体的言语交际中形成和发展起来的，而且只有通过言语活动才能发挥语言的交际工具作用。

2. 语言交往的作用

语言是人类社会存在和发展的基础，也是人际交往的重要手段。如果没有语言，人们就无法传递准确、丰富、完整的信息，无法表达内心复杂的思想、情绪和感情，也无法共同完成纷繁复杂的社会活动，更无法保证人类文化与文明的持续发展与繁荣。人们进行语言交往的基础是使用同一种语言，由于语言不通而导致交往障碍的例子在日常生活中是屡见不鲜的。

3. 语言交往的技巧

在日常生活中，人们最直接、最广泛使用的语言交往方式是口头言语，即说话或交谈。虽然说话并不难，但要把话说得恰到好处，使对方能愉快地接受，对交往产生积极的影响，确实存在说话技巧的问题。

（1）注意说话的对象和场合：在日常生活中，不同的场合、不同类型的人交谈时所使用的语气、词汇和语法是明显不同的。对上级、长辈和老师说话时应该用尊敬的语气和文雅的词汇；与朋友、同事交谈时应该用随和的语气和通俗的词汇；与情人、恋人、家人交谈时应该用亲切的语气和甜蜜的词汇；医生与患者交谈时要用同情、关心的语气和通俗易懂的词汇。

（2）注意对方的心态：最好先了解对方的心态，说对方希望听的话，让对方觉得与你不谋而合，这样不仅容易被人接受，而且可以很快缩短彼此间的心理距离。

（3）不要当众对别人指指点点：有些人常常在人际交往过程中挖苦、讽刺别人，借以抬高自己，殊不知这样做却破坏了人际关系，使对方不再愿意和你继续交往。所以，如果要给别人尤其是上级提意见，尽量避免在大众面前直言不讳，最好私下在交谈中委婉提出，或通过身边的实例映衬出来，这样才不会让人反感。北魏的高允是一个很善于处理君臣关系的人，他从不在大庭广众之下对皇帝提意见，如果有意见，也是单独求见。因此，虽然他有时提的意见很尖锐，魏主有些接受不了，但并未怪罪他，而且还赞扬他为忠臣。

（4）求同存异，"是"或"对"常挂嘴边：先肯定、接受对方的意见，这样才能使对方也接受你的意见。在交谈过程中，你可以使用这样的句式来引起对方的注意：我很赞同你的观点，当然，"如果再……那就更……"由于你接受了对方的意见，可以避免正面冲突，而且，作为报答，对方也会接受你的意见。

（5）保持诙谐、幽默的人最受欢迎：会说话、多说好话在人际交往的过程占着非常重要的位置。在人际交往中，难免会遇到一些尴尬的场合或者意见分歧的冲突，如果能够巧妙运用幽默的语言，事情就迎刃而解。一天，某经理在谈到自己的头发越来越稀时十分沮丧，而助手却说，"经理，我真羡慕你！俗话说：聪明的脑袋不长毛。我要是有你这么聪明，我宁愿不要这么多的头发，要不然怎么你当经理、我当助手呢。"

（6）语言力求通俗易懂，必要时多打比方：临床上，医生应该给患者及其家属使用通俗易懂、深入浅出的语言，必要的时候使用打比方，让对方明白医生的诊治方案，有利于良好医患关系的形成。

（7）语言的含义要明确，以免引起误解：交往中尽量不要使用歧义语句，以免对方误解，影响沟通效果。某天，一位商人邀请了几位好友到家里来做客。他让家人准备了一桌丰盛的酒菜，可左等右等就是不见客人来。后来，总算来了几位，商人抱怨："这该来的不来，真让人扫兴。"有的客人一听这话，心想：那我们岂不是不该来的却来了吗？于是，有几位客人便借故告辞了。此时，商人又叹气道："这不该走的又走了。"剩下的客人一听，那我们不是该走的却不走吗？于是，剩下的客人也都借故离开了。

4. 辅助语言的作用

在日常生活中，人们善于利用辅助语言来表达自己的感情，也善于识别他人的辅助语言所表达的感情，因为辅助语言更能反映一个人的内心世界。声音包括音调、音量、音频、音质四种成分，不同搭配，就可以表达不同的感情、情绪和思想。在书面语言中，辅助语言常常用标点符号和语法表现出来。由于辅助语言的存在，口头言语的表达形式就更加丰富多彩，以致会出现"言外之意""话里藏话"的现象。研究发现，表示气愤的声音特征是声大、音高、粗哑的音质，音调变化快，上下不规则，发音清晰而短促；表示爱慕的声音特征是柔软、低音、共鸣音色，慢速、均衡的微向上升的声调，有规则的节奏和含糊的发音。母亲可以根据婴儿的哭声来判断婴儿是饿了、尿了，还是害怕了。

（二）非语言交往

言语属于人的理性活动，人们会因谈话时所处的环境、气氛以及交谈者的背景不同而说出不同的话来，有时甚至是违心的话，也可能因害羞、内疚、尴尬、惊慌而说出语义不完整的话。因此，言语不一定能坦率地表现出每个人的内心世界，人们往往还借助非语言的交往手段来传递一些微妙的信息。非语言交往手段主要是指借助于人的各种身体动作来传递有关的信息，因此有人称之为"身体语言"。

1. 面部表情

面部表情是人类心理活动的外在征象，人的喜、怒、哀、乐都可以从面部表情上反映出来。著名社会心理学家伯德惠斯戴尔说："仅人的脸，就能做出大约25万种不同的表情。"面部表情通过眼部肌肉、颜面肌肉和口部肌肉的不同变化来表现各种情绪与情感，也可通过面色表现出来，如面红耳赤，提示害羞；面青目瞋，提示愤怒。有些面部表情是有意识的，而有些面部表情却是无意识的，这与个人自控能力和生活经历有关。由于人们无法完全有意识地控制面部表情，所以从人的面部表情能更真实地了解内心世界。

2. 目光接触

眼睛是"心灵的窗户"，目光接触被认为是传递感情的最有效途径，如"画龙点睛""暗送秋波"。人们可以通过识别不同的眼神来了解个人的思维、情绪、感情、愿望、喜爱或厌恶、赞成或反对、诚实或虚伪等。转移目光可能表示害羞、心虚、拒绝、防卫、不感兴趣；讨论私人问题，避免目光接触可能是尊重某人隐私的一种方式；长时间的目光接触表示爱恋、喜欢、感兴趣，也可能表示警告。我们常说有些人的眼睛"会说话"，可以表达不同的思想和感情。当然，要读懂对方眼睛所"说"的话，还必须充分了解各种背景。目光接触在医患交往过程中具有十分重要的作用，可以给患者留下值得信赖的印象，而且也体现医师自身的修养和情操。

3. 身势语言

通过观察身体动作与姿势可以了解对方在想什么或更准确地理解对方的语言，聋哑人用手势语言就可以成功地进行交流。当然，要解释身势语言的含义还必须了解交往的情景、前后关系、个人的习惯和背景等方面的资料，必要时还需通过学习和培训。一种身体动作在不同人的身上、在不同的场合可以有不同的含义。有意识的身体动作，直接反映个人的意图。如一个人站在马路边上举起右手，表示请求搭车。一般认为，身势语言根据其意义可分成以下四种类型。

（1）象征性身势语言：这种身势语言常常代表某种思想可以用相应的语言

表达出来。例如，一个人对你跷起大拇指，意思是你真了不起。同一种身体动作在不同文化背景里表示不同的思想，即使在同一种文化背景里，一种姿势的含义也受交际者的地位、年龄、性别的影响，还受见面的时间、地点、交往目的的影响。在中国，想搭车一般举起右手，而在美国却是伸出大拇指。

（2）说明性身势语言：如说话时用手掌拍桌子，表示强调或恼怒；眯着眼睛说："刚一见到阳光，什么也看不见"，表示畏光；双手抱头说："我害怕"，表示恐惧；来回走动时说："怎么办？怎么办？"表示焦虑不安。

（3）表露感情的身势语言：身体姿势可以反映一个人的态度，例如，张开双臂表示欢迎；有力地握手表示热情、欢迎、感激；医生皱眉头，患者就会预料自己的病情可能很糟糕。这类身势语言也可能是假装出来的，以表示虚伪的感情，例如，年轻的新娘为了使别人高兴，在打开别人送的礼物时表示出惊讶的姿态，其实，她早就知道里面装的是什么。当然，人们更注意那些无意识表现出来的、短暂的身势语言，它往往更能揭露人们内心的真实感情。

（4）调整性身势语言：一般包括点头及眼部动作。如果一位演讲者从略微前倾的姿势转向挺直前身、略微抬头的姿势，表明某一论点已临近结束；向某人眨眼，可能表示反对、制止、拒绝或打招呼；一边说一边点头，摆动上身，表示郑重其事、得意洋洋。

4. 嗅觉语言

人身上的、环境中的气味也能提供一些信息。如果一位女性在赴约时，带着一身温馨的香味，除了表明她爱清洁、爱打扮外，也表明她对约会的重视，倘若她带着满身的汗臭味去赴约，则可能表示她对约会无所谓。临床上，医生可以根据病房的气味或者患者排泄的气味来判断病情。如病房内有血腥味，多是失血证；有腐臭气味，多有浊腐疮疡；有尸臭气味，是脏腑败坏。如果患者呼气带"烂苹果味"，是消渴病之重症；若呼气带"尿臊气"，则多见于水肿重症患者。

5. 肌肤接触

通过肌肤接触来传递感情在新生儿时期就开始了，最早的肌肤接触有利于母婴亲情的建立，也有利于婴儿建立安全感和对外界的信任感。成人的肌肤接触在交际场合确实代表着个体之间关系的亲密程度，或称之为"社会关系的亲密性"。当然，肌肤接触的方式具有明显的文化、种族差异。中国人喜欢用握手来表达感情，西方人喜欢用拥抱的方式，还有一些民族喜欢用贴脸、亲吻手背等方式。有研究认为，妻子分娩时，丈夫应该陪在妻子旁边，紧握妻子的手，能给妻子无限的勇气和力量，能消除产妇的紧张和不安全感。

肌肤接触从功能上可分为以下三种类型：①功能-职业型；②社交-礼貌型；③友谊-温暖型。医护人员对患者的触摸属功能-职业型。全科医生对患者的触摸不仅是职业功能的需要，还涉及友谊与温暖的范畴。如果医生拒绝触摸患者的身体（包括不给患者做检查），会使患者产生严重的焦虑、不安全感、不被重视和不被接受的感觉，不利于良好医患关系的构建。一般医患之间触摸方式仅限于握手，偶尔也使用拍背触摸动作，但应根据不同对象，注意技巧和分寸，以免适得其反。医生触摸患者时的手温、触力轻重、触摸频率等因素也会影响患者的情绪。有些患者常抱怨医生的手温太低、触力太重、动作太粗。有些患者看见实习生太多（如查房时）情绪紧张。年轻女性患者在接受男医生的检查时，常常会对频繁的肌肤接触或触摸敏感部位而产生反感或不信任感。随着大量现代化医疗仪器的使用，医患之间的肌肤接触已越来越少，患者更多地面对冷冰冰的仪器设备，许多感情需要无法满足，应引起重视。

6. 保持适当距离

有人把对交往双方的位置和相互间距离的研究称为"近体学"。交谈双方之间保持的距离也可以反映两者的感情和关系的亲密程度。例如，关系亲近的人交谈常保持亲密距离、交头接耳，陌生的人交谈往往保持适当的距离。人与人之间的距离分为三类：①亲密距离：0~45 cm，主要靠眼神、体温来传递感情，多见于恋人、母子之间。②普通距离：46~120 cm，常见于医患交谈、密友谈心等。③社会距离：150~200 cm，常见于陌生人交谈。

距离的远近与关系的亲密程度还与文化背景有关。例如，美国中层阶级的人们在谈话时，相互之间的距离约为 50 cm，如果互相之间的距离再缩小，除非两者的关系很亲密，否则双方会感到不自在。

医生与患者交谈时，相互之间的距离和医生的位置也能反映医生对患者的态度。医生应该与患者面对面地交谈，不能侧着身体或背转身体，而且，要与患者保持一段合适的距离。一位男医生与一位女患者交谈时，距离太近，达到了亲密的程度，可能会引起别人的误会。当患者谈及隐私时，应保持在普通距离内，你可以把椅子挪到患者身边，侧身倾听，以表示尊重和保密。与传染病、性病患者交谈时，不能把距离拉得太远，应保持在礼貌距离内，以免加重患者的心理压力或冷落感。一些农村患者或家庭为了表示对医生的信赖，常喜欢伏在医生耳边说话，这种距离可能会使医生很不舒服，医生可以巧妙地调整这个距离，拉一把椅子放在旁边，让他们坐下慢慢说。

第二节　医患关系

医患关系是医疗活动中最基本、最重要的人际关系，是关乎患者疾病康复和维持正常医疗秩序的重要因素。构建良好的医患关系是临床医护工作者的职责和追求，也是全社会对健康事业期盼的焦点。

一、医患关系与医患交往

(一) 医患关系

1. 基本概念

医患关系有广义和狭义之分，狭义的医患关系就是指医生与患者之间为维护和促进健康而形成的人际关系。广义的医患关系是指以医务人员为中心的群体（包括医生、护士、医技人员、卫生管理人员）与以患者为中心的群体（包括患者家属、亲戚、朋友、监护人、单位组织等）之间为维护和促进健康而建立起来的一种人际关系。著名医史学家西格里斯认为医学的目的是社会性的，它的目的不仅仅是治疗疾病，使某个机体康复；它的目的是使人调整后适应他所处的环境，成为一个有用的社会成员。每一种医学行动始终涉及两类当事人：医生和患者，或者更广泛地说，是医学团体和社会，医患关系无非是这两群人之间多方面的关系。"由此看来，医患关系更社会化的定义应该是指整个医疗卫生保健系统与社会之间的互动关系。

2. 重要意义

医患关系是医疗活动的一个重要组成部分。随着医学科学技术不断革新，大批的技术装备应用于医疗实践，临床分科越来越细，导致过分注意局部忽视整体的现象发生。临床医务工作者已习惯于依靠各种数据来诊断疾病，并没有真正做到"以人为中心"，而是以疾病为中心。这是造成当前医患关系紧张的部分原因之一，应当引起各级医疗管理部门高度重视和医务人员的深刻反思。因而，建构和谐的医患关系，至少具有以下重要意义。

首先，良好的医患关系是临床医疗活动顺利开展的基础和前提。在医疗过程中，检查、诊断和治疗都必须通过医患双方合作才能顺利地进行。医患之间相互信任、相互尊重的良好关系能明显提高医患之间的合作程度，也有助于明确诊断和有效地实施治疗。

其次，融洽的医患关系可以营造良好的心理气氛和情绪反应。一方面可以消除疾病所造成的心理应激，使患者从良好情绪反应所致的躯体效应中获益。另一方面，医生从这种充满生气的医疗活动中亦可得到更多的心理满足。从某种意义上说，良好的医患关系本身就是一种治疗的手段，它不仅可以促进患者康复，对医务人员的心理健康也是必需的。

再次，建立良好的医患关系是解决"看病难"的有效途径之一，对于维护家庭和睦、促进社会和谐、实现全面建成小康社会具有重要现实意义。贯穿全科医学的"生物—心理—社会"医学模式和以问题为导向、以人为中心、以家庭为单位、以社区为范围及以预防为导向的整体性、协调性、持续性、人格化照顾模式，必将在构建和谐医患关系方面，起到积极的导向作用。

3. 医患关系的本质特征

医患关系作为一个历史范畴，决定于社会生产力和医学科学技术的发展水平，受社会、经济、文化、伦理道德等因素的制约，其本身也包含社会关系、经济关系、道德关系、法律关系、文化关系等内容。原始社会的医患关系是一种互助互救的关系，奴隶社会上层阶级的医患关系是一种人身依附的特殊关系，医生只是奴隶主控制的一种工具。随着医务工作逐渐成为一种独立的社会职业，医患关系的本质特征才固定下来。

4. 医患关系的影响因素

（1）医务人员方面的因素：包括医务人员的医学观念、道德品质、服务态度、敬业精神、心理状态、人格特征、交际能力、服务模式、服务能力和医疗过失、纠纷与处理方式等。

（2）患者方面的因素：包括患者的道德价值观、健康信念模式、健康需求、患病体验与就医经验、治疗的结果与满意度、文化修养、社会地位与自尊程度、人格特征、个人品质与交际能力、心理状态等。

（3）医疗管理方面的因素：主要包括医疗设置的合理性、医疗资源的可用性和可得性、医疗机构的服务与管理程序、管理制度与监督机制的完善程度、收费的合理性与监督机制。

（4）医学科学与技术的发展水平：如医疗技术水平、仪器设备的应用等。

（二）医患模式

医患关系模式是指在医学实践活动中医患双方相互间的行为方式。1976 年，萨斯和荷伦德曾根据医生和患者在医疗措施决定和执行中的主动性大小，提出了三种医患关系模式（表6-2）。

表6-2　医患模式

模式	医生的作用	患者的作用	临床适用对象
主动-被动	为患者做某事	被动接受者	意识不清醒、重病患者
指导-合作	告诉患者做什么	服从型合作者	急性感染，有自理能力患者
共同参与	引导患者自助	合作关系的参加者	多数慢性疾患

注：本表根据萨斯-荷伦德模式修改。

1. 主动-被动型

在这种医患关系模式中，医生是完全主动的，而患者则处于被动地位，故亦称为"父母-婴儿"型。医生完全按自己的意志行事，其权威性不容置疑。患者不能对医生的责任实行有效的监督，患者及其家庭毫无选择余地。这种模式的优点是充分发挥医生的纯技术优势，缺点是彻底否定了患者的个人意志。适用于无意识或意识不清的患者；无自知力的患者；婴幼儿。

2. 指导-合作型

在这种医患关系模式中，医患之间的合作是以服从医生的意志为前提的，医生仍占有主导地位。患者可有限度地表达自己的意志，可以对医生的决定提出疑问并寻求解释。这种模式能较好地发挥医患双方的积极性，提高疗效，减少差错，有利于建立信任合作的医患关系。但医患双方权力的不平等性仍较大，故亦称为"父母-儿童"型。适用于意识清醒患者；服从医生指导的患者。

3. 共同参与型

医患双方具有同等的主动性和权力，互相了解，协商，讨论制定疾病防治措施，并在医生指导下由患者及其家庭主动去执行。维护健康的责任主要由患者自己来承担，而医生只扮演指导者、教育者或帮助者的角色。这种医患关系模式更好地体现了医患之间的平等地位，对于充分发挥患者在疾病诊治与康复中的主体作用（如主动如实地交代病情、配合相应治疗等）具有重要意义。故亦称为"成人-成人型"。适用于非急性疾病；患者愿意参与并能起积极作用。

1981年，布朗斯坦教授提出了传统模式和人道模式两种医患关系模式。传统模式即为医生具有绝对权威性的模式。人道模式首先强调应该把患者看成一个有思想、有感情、有需要和有权力的完整的人，应尊重患者的意志、权力和尊严，充分发挥患者的主观能动性，让患者自己决定自己的命运并对自己的健康负责。医生在医疗过程中仅扮演教育者、指导者和帮助者的角色，不仅为患者提供技术帮助，更要同情和关心患者。

全科医生应该与患者及其家庭建立一种朋友式的医患关系，即全科医生与患者及其家庭之间建立一种相互信任、相互尊重、平等相处、互相帮助的人际关系，也包括全科医生与社区居民在日常生活中建立起来的亲密的伙伴关系。这是一种特殊的医患关系，不受时间和空间的限制，与患病与否完全无关，是全科医生立足于社区的工作基础。

(三) 医患交往的特殊性

1. 主体身份特殊

有一方处于"患病"的特殊状态，容易陷入主动被动型医患关系模式。树立全科医学"以人的健康为中心"的理念，有助于建立和谐的医患关系。

2. 交往情景特殊

医患交往一般在诊所或医院进行，因而，交流的氛围可能有些紧张。但临床医护工作者应该运用语言或非语言的技巧，缓解交流气氛，以使交流顺利进行。

3. 主题目的特殊

医患交往属于职业交往，往往围绕"生命与健康"进行。其目的是十分明确的，就是为了诊疗疾病、解除痛苦、恢复健康。因而，医者应该围绕患者的病情进行针对性的交流，不能漫无边际，更不能被患者"牵着鼻子走"。

4. 双方关系特殊

医患关系是信托关系，因为患者的求医举动就表达了对医生的充分信任，"把生命和幸福都托付给您了"，这是人间最有分量的托付。因而，医者必须恪尽职守，聚精会神，一丝不苟，善始善终。

(四) 医患沟通中的伦理学原则

1. 以人为本、人道主义原则

医患沟通必须坚持一切从人出发，尽可能地满足患者的健康需求，最大限度地提高生命质量，这是医学本质的重要体现和实现医学目的的重要手段。医生要用真实的情感和负责的态度去感化患者，真诚倾听患者的主诉，对待患者不仅要想到"病"，还要设身处地为生病的"人"考虑。

2. 德技并重、以德为先原则

医患沟通作为临床医疗过程的重要组成部分，更是全科医学的核心内容，全科医生必须将高尚的医德与精湛的医术融为一体，去赢得患者的信任。"技"包括了专业技能和沟通技巧等内涵。良好的医患关系有利于进行和谐的医患沟通，增进医生对病情的了解，从而更好地辨证施治，提高诊疗效果。

3. 平等合作、以爱感人

原则医患双方是平等的，这是充分沟通的前提。医者要尊重患者对诊治的要求和意见，让患者参与决策。要与患者的家属保持良好的沟通，协调好各种可用资源。医者对患者的爱心，往往成为患者是否愿意和医务人员沟通的关键。医务人员只有克服因职业而产生的对患者疾苦表现出的淡漠，对患者具有同情心，保持耐心，才能和患者有着深入有效的沟通。

4. 保守医密、尊重患者原则

医务人员有责任对患者的隐私进行保密，珍惜患者的信任，尊重患者的隐私权。尊重患者、关心患者，并且开放自己，开动脑筋，善于与患者进行感情沟通，多给患者精神上的奖励。

5. 举止文明、环境舒适原则

作为全科医生，一是要注意自己的仪表、风度、言谈举止，维护自己的形象，博得患者的信任；二是用通俗易懂的语言、幽默的方式与患者沟通，注意自己的表情、眼神和姿势，避免无关操作；三是要积极创建整洁、舒适、安全、文明的全科医疗诊治环境，减少患者的不安全感，改善患者的就医情绪。

（五）全科医生的医患交往技巧

医患交往的技巧涉及人际交往的各个方面，全科医生应该根据个人优势，采用适合于自己的医患交往技巧。

1. 牢记宗旨

积极宣传全科医生的服务宗旨，坚持以患者的健康为重心的负责式照顾原则，树立全科医生的良好形象，创造有利的服务环境。

2. 美化环境

创建宽敞、整洁、卫生、明亮、安全、舒适、文明的就医环境，增加患者的安全感，改善患者的就医情绪。

3. 改进方式

一是要注意自己的仪表、风度、言谈举止，维护自己的形象，博得患者的喜欢和信任；二是要用通俗易懂的语言，比喻、幽默的方式与患者交往，注意自己的表情、眼神和姿势，避免患者误解。

4. 增进情感

一是了解患者的个性、背景和就医目的，采取与之相适应的交往方式；二是寻找与患者的相似之处，与患者交流患病体验，增加亲近感；三是利用与患者在地理位置上的接近，增加接触机会和心理上的接近；四是利用自己的人格魅力，处处为患者着想，让患者觉得你是他生活中的一个最亲密、最值得尊敬的朋友。

5. 平等交流

医患关系是需要互补的，要真正走进患者的心理世界，要关心患者、同情患者、尊重患者、对患者负责，善于与患者进行感情沟通。

6. 互利双赢

善于将消极因素转变成积极因素，让患者替全科医生做宣传；理解患者的报答心理，多给患者精神上的奖励。

二、特殊人群的沟通

（一）特殊年龄

与小儿患者交流时应设法消除患儿的紧张和不适应，争取最大的配合。老年患者常有孤独感、抑郁感等，当病情较重时会产生悲观情绪。医护人员应以积极的态度对待老人，给予鼓励和开导，形成一种豁达和开朗的心态。老年人自尊心强、控制力差，应尊重老人，有争执时先冷处理。对于听力下降的老年人，医生的音量稍大或靠近患者、正对患者说话，以免因语言障碍而影响疾病诊治。

（二）特殊性格

对于沉默寡言、性格内向甚至对峙的患者，首先要调整沟通气氛，通过观察患者的非语言表达捕捉患者真正的内心感受或意图，达到顺利沟通的目的。对于性格古怪、倔强的患者，医生要有耐心，找准患者最大的痛苦，以沉着冷静的心态自信地为患者提供微笑服务。

（三）特殊病症

与重症患者、癌症患者沟通应针对不同性格和不同承受能力的人选择不同的方法，沟通的内容应先与家属协商。与精神患者沟通要有相当的耐心和技巧，并要有一定的心理学知识，熟悉精神病学理论，交流时认真仔细，让患者感受到对他的尊重，要善于引导谈话，控制谈话速度，给予相应的鼓励和安慰，并根据患者的情绪、精神病的类型采用不同的方法。传染病患者最担心社会和亲友的疏远和嫌弃，医护人员在与其沟通时应在符合职业预防要求的同时，与患者保持正常的沟通，不能有任何嫌弃的举止。

三、医患评估

全科医生与患者之间的沟通是否良好，可以下列的指标进行评估。

（一）遵医行为的改善

当患者能记住医生的建议，并且认真地去执行医嘱时，往往表示患者对医生的信任及良好的医患关系，也间接地反映出医生与患者的沟通良好；反之，则是沟通不良的信号。

（二）持续性关系

需长期随访的患者没有依约前来复诊的原因有很多，其中医患间沟通不良也是原因之一。全科医学特别强调持续性照顾的理念，但要贯彻这个原则，则有赖于良好的沟通以建立持续的医患间关系。

（三）医生与患者间的关系

良好的沟通，会使医生与患者双方都感到满意，进而建立和谐的医患关系。故医患关系也可作为沟通效果的评判指标。

总而言之，人际交往是任何社会人进行社会生活的重要内容，要达到预期交往目的，必须在一般原则基础上，熟练掌握沟通技巧，注重语言与非语言的艺术性。对于临床医务工作者，最重要的人际交往就是医患交往，如何与患者及其家属进行有效沟通，确保疾病信息准确、真实、全面，确保诊疗方案科学、有效、人性化，帮助患者早日回归社会、回归家庭等，这些都是全科医生工作的重要组成部分，也是构建和谐医患关系的重要内容。

第七章　居民健康档案的建立与管理

第一节　居民健康档案的必要性

健康档案是指一个人从出生到死亡整个过程，其健康状况的发展变化情况以及所接受的各项卫生服务记录的总和。由个人基本信息表、健康体检表、各年龄段的保健记录，病历记录，以及家庭和社区情况记录等组成；是居民健康信息的系统化文件；是社区卫生服务工作中收集、记录居民健康信息的重要工具；是满足居民的预防、医疗、保健、康复、健康教育、计划生育技术服务等"六位一体"的卫生需求；是提供"安全、有效、便捷、经济"的基本公共卫生服务和基本医疗的重要保证。通过建立居民健康档案，可以了解和掌握社区居民的健康状况和疾病构成，了解社区居民主要健康问题和卫生问题的流行病学特征，为筛选高危人群、开展疾病管理、采取针对性预防措施奠定基础。因此，建立居民健康档案是社区卫生服务中不可缺少的重要组成部分，是为居民提供连续性、综合性、协调性卫生保健服务的重要依据，是全科医学教育、科研及司法工作等方面的宝贵资料，是全科医生进行科学管理的一项日常工作。

我国积极推进基本公共卫生服务逐步均等化，从 2009 年开始，逐步在全国统一建立居民健康档案，并实施规范管理。到 2020 年，初步建立起覆盖城乡居民的，符合基层实际的，统一、科学、规范的健康档案建立、使用和管理制度。以健康档案为载体，更好地为城乡居民提供连续、综合、适宜、经济的公共卫生服务和基本医疗服务。

本章将介绍建立居民健康档案的目的和意义、健康档案的基本内容与记录方式、健康档案信息系统的建立与使用等内容。

一、建立社区居民健康档案的目的与意义

健康档案是居民健康管理（疾病防治、健康保护、健康促进等）过程的规范、科学记录。它是以居民个人健康为核心，贯穿整个生命过程，涵盖各种健康相关因素、实现多渠道动态收集，满足居民自我保健和健康管理、健康决策需要的信息资源。健康档案是开展全科医疗的必要工具，是全科医生的重要工作内容，也是全科医生循证医疗的基本工具之一，建立完整而系统的健康档案的目的和意义如下：

（一）作为社区卫生规划的资料来源

完整的健康档案不仅记载了居民健康状况以及与之相关的健康信息，还记载了有关社区卫生机构、卫生人力等社区资源的信息，从而为社区卫生诊断、制订社区卫生服务计划提供基础资料。

（二）作为开展社区卫生服务的必备工具

首先，居民健康档案详细记录了居民个体、家庭的健康情况及相关危险因素，有利于全科医生及时提供防、治、保、康、计、教一体化服务。其次，以社区妇女、儿童、老年人、慢性病患者、残疾人等为重点建立的居民个人健康档案，为解决社区主要卫生问题、满足基本卫生服务需求提供了可靠的资料。再次，围绕居民个体、家庭和社区建立的健康档案能够详细了解和掌握社区家庭卫生问题和卫生资源，为制订社区卫生保健计划及合理利用卫生资源提供依据。最后，利用健康档案实行双向转诊、会诊服务，为协调性医疗提供参考资料。

（三）健康档案为全科医学教育和科研提供信息资料

建立规范化的社区居民健康档案可以为全科医学教育提供生动的教材内容。完整而系统的档案记录，也是积累医疗经验、从事科学研究的良好素材和证据。

（四）健康档案是重要的医疗法律文书

健康档案的记录具有全面性、客观性和公正性，可以为解决医疗纠纷或某些司法服务提供客观的依据。

（五）评价全科医疗服务质量和技术水平

健康档案的完整性、准确性、规范性和逻辑性，在一定程度上能够反映全科医生的思维判断、理论知识与实践能力等综合素质，也可作为考核与评价全科医生服务质量和技术水平的重要依据。

二、居民健康档案的分类

居民健康档案包括个人健康档案、家庭健康档案和社区健康档案。

（一）个人健康档案

个人健康档案是指一个人从出生到死亡的整个过程中，其健康状况的发展变化情况以及所接受的各项卫生服务记录的总和。个人健康档案含普通居民健康档案和特殊人群健康档案，后者主要针对 65 岁及以上老年人、慢性疾病患者（如高血压病、糖尿病等）、0~6 岁儿童、妇女、残疾人和重型精神病患者建立档案。

（二）家庭健康档案

家庭健康档案是以家庭为单位，记录其家庭成员和家庭整体在医疗保健活动中产生的有关健康基本状况、疾病动态、预防保健服务利用情况等的文件材料。

（三）社区健康档案

社区健康档案是以社区为单位，通过入户居民卫生调查、现场调查和现有资料收集等方法，记录反映社区主要健康特征、环境特征和资源及其利用状况的信息，并在系统分析的基础上做出的社区卫生诊断。

目前，各地多以个人健康档案为主体，含有其家庭一般资料，以家庭为单位进行归档管理。社区健康档案每年一次更新，作为社区卫生服务发展规划和年度计划的重要依据。

三、居民健康档案的基本要求

全科医疗包括公共卫生服务和全科医疗服务，建立居民健康档案不仅对全科医疗很重要，对基本公共卫生服务也非常重要。因此，全科医疗的居民健康档案必须具备以下基本要求：

（一）体现全科医学的理念

健康档案记录的形式和内容与专科医疗的病历有明显不同。在内容上，应体现以个人为中心、家庭为单位、社区为基础的基本原则；在记录形式上，以问题为中心收集资料并进行记录，体现全科医学的"生物—心理—社会"医学模式的三维思维观，与专科医疗病历记录中以各器官系统为单元、以疾病为中心的记录方式相区别。

（二）真实性与科学性

居民健康档案是由各种原始资料组成的，这些原始资料应能真实地反映居民当时的健康状况，如实地记载居民的病情变化、治疗过程、康复状况等详尽的资料。所有记录应按照医学科学的通用规范进行记录。各种图表制作、文字描述、计量单位使用都要符合有关规定。使用健康问题的名称，要符合基层医疗国际分类（ICPC-2）标准，对健康问题的描述应符合医学规范。

（三）完整性与连续性

居民健康档案在内容上要求完整，具有逻辑性和连续性，在管理上条块、上下之间要有良好的协调，保证档案整体利用价值。

（四）定期、及时更新

居民健康档案是一种持续、动态变化的信息，需要进行定期总结和及时更新。

（五）计算机信息化

居民健康档案包含个人、家庭和社区三个方面，具连续、全面和系统性等特点，要充分发挥其教学、科研等作用，其信息的积累与管理就是一个庞大的系统工程，必须依靠现代先进的计算机信息管理系统。通过建立城乡居民电子健康档案可使人民群众享受连续的、跨机构、跨地区、全生命周期、集预防保健和医疗救治为一体的医疗卫生服务。

第二节　居民健康档案内容

全科医学由于特有的医疗服务特色，使得全科医疗中所使用的健康档案与其他专科医疗中的健康档案记录的方式有所不同。它除了记录居民的健康状况及诊疗情况外，还对其家庭和所在社区的一般状况及影响健康的相关因素进行记录。因此，全科医疗中居民健康档案包括三个部分：个人健康档案、家庭健康档案和社区健康档案。为了清晰记录这些资料和进一步利用这些信息，全科医生的记录多采用以问题为导向的记录方式。而这种记录方式普遍用于个人健康档案和家庭健康档案中。

一、以疾病/医生为导向的记录方式

以疾病/医生为导向的记录方式即传统的病历记录，是将所有不同来源的资料，分为患者所有的主诉及病史、物理检查、实验室及影像检查、诊断及处理等栏目，分别进行记录，造成针对某一个健康问题的资料比较分散，不能集中在某一特定的问题上。其缺点是：病历内容烦琐，不易迅速掌握患者的病情；资料分散，不易集中思考与判断某个问题；其记录格式，使不同医师间难以相互理解其内容和思维方式，造成同行交流困难等。

随着居民健康观的改变，居民对医疗保健的需求也在不断增加；医学模式的转变也使医生的诊疗模式由原来的以生物学诊疗思维模式为主，转变为生物—心理—社会医学的诊疗模式；患者的病情趋向多重性和复杂性，更暴露出以疾病/医生为导向的记录方式所存在的局限性，进而促使以问题/患者为导向的病历记录方式得到广泛应用。

二、以问题/患者为导向的记录方式

以问题为导向的记录方式（problem-oriented medical record，POMR）是 1968 年由美国的威德（Weed）等首先提出的。由于 POMR 所收集的资料简明、重点突出、条理清楚、便于统计和计算机管理以及同行间交流等优点，很快受到医学界的关注和推崇，在美国的家庭医疗记录中首先规定采用 POMR 方式。1970 年由比约恩（Bjorn）添加了暂时性问题目录，1977 年由格蕾丝（Grace）等人添加了家庭问题项目，使 POMR 方法得到进一步完善。该记录方式具有简明、条理清楚、重点突出、便于统计和同行间交流等特点，在美国家庭医学住院医师培训中被广泛采用。目前世界上许多国家的基层医疗和大医院的病历记录都使用 POMR 方式。POMR 的内容一般包括个人及其家庭的基础资料、健康问题目录及其问题描述、问题进展流程表等主要项目。

（一）个人健康档案

一个人从出生到死亡的整个过程中，其健康状况的发展变化情况以及所接受的各项卫生服务记录的总和，是记录与居民个体健康有关的资料，体现以问题为导向的健康问题记录和以预防为导向的记录。前者包括个人基本资料、问题目录、问题描述及进展记录、病情流程表、专科医疗记录等；后者包括周期性健康检查、不同年龄阶段的保健记录、健康教育等。具体内容如下：

1. 个人基本资料

基本资料一般包括人口学资料（如年龄、性别、教育程度、职业、婚姻、种族、社会经济状况等）、行为资料（如吸烟、饮酒、饮食习惯、运动、就医行为等）、个人史（药物过敏、月经史等）。

2. 问题目录

问题目录表是健康档案的主要内容，记录过去曾经影响、现在正在影响、将来还会影响个人健康的异常情况。可以是明确的或不明确的诊断、无法解释的症状、体征或实验室检查结果，也可以是社会、经济、心理、行为问题。同样一个社会家庭问题，带来的影响不同，是否记录在健康问题中也因人而异。问题目录常以表格形式记录，将确认后的问题按发生的年代顺序逐一编号记入表中。记录原则：

（1）问题目录分为主要问题目录表（表 7-1）和暂时性问题目录表（表 7-2），放在健康档案的开始部分，是健康问题的索引。主要问题目录表记录慢性或尚未解决的问题，暂时性问题目录表记录急性或短期问题。

表 7-1　主要问题目录（举例）

问题序号	问题名称	发生时间	诊断时间	记录时间	处理	长期用药	结果	解决日期	ICPC编码	医生签名
1	2型糖尿病	2006.12	2007.3	2007.3	控制血糖、调整饮食	注射胰岛素	好转	2007.4	T90	
2	丧偶	2008.5	2008.5	2008.5	调整心态、转移注意力	无	好转	2008.12	Z15	

表 7-2　暂时性问题目录（举例）

问题序号	问题名称	发生时间	记录时间	处理（用药）	结果	解决日期	ICPC编码	医生签名
1	踝关节扭伤	2006.2.6	2006.2.7	热敷、休息	痊愈	2006.2.15	S93.4	

问题序号	问题名称	发生时间	记录时间	处理（用药）	结果	解决日期	ICPC编码	医生签名
2	普通感冒	2007.1.23	2007.1.24	休息、多饮水	痊愈	2007.1.30	R74	

备注：①发生时间：指患者感觉到问题出现的时间。②记录时间：指就诊时间。③处理：主要指原则，如抗结核治疗、休息、增加营养等。④长期用药：开始用药时间、名称、用量、用法及持续时间。如1993年5月10日始肌内注射链霉素0.75 mg，1天1次，3个月。⑤结果：指这次处理的效果，如痊愈、好转、明显好转、稳定、恶化等。⑥解决日期：指因症状完全消失而停止治疗的时间。

（2）问题目录表按健康问题诊断日期的顺序编号排序。一种问题只有一个序号，不同的问题有不同的序号，只有当问题的性质改变时，序号才改变。

（3）建立问题目录表，是为了便于全科医生在短时间内快速回顾病历，了解患者的整个健康问题。目录表中的所有问题，应是已经确定、实际存在的，还在猜测中的问题不放在问题目录中。

3. 问题描述及进展记录

问题描述及进展记录是 POMR 的核心部分，是患者就诊情况的详细记录，是将问题目录表中的每一问题按 SOAP 的形式进行描述。为了规范化管理，健康问题名称也需按统一的分类系统来命名，全科医疗中的健康问题多采用 WONCA 推荐的基层医疗国际分类系统。SOAP 的内容如下：

S：代表患者的主观资料，是由患者或其陪伴者提供的主诉、症状、患病史、家族史、社会生活史等，尽量使用患者的语言来记录。

O：代表客观资料，记录诊疗过程中医务人员所观察到的数据，包括体检发现、实验室检查、X 线诊断以及患者的心理和行为测试结果、患者的态度行为等。

A：代表对健康问题的评估，是问题描述的关键部分。完整的评估应包括诊断、鉴别诊断、与其他问题的关系、问题的轻重程度及预后等。这种评估不同于以疾病为中心的诊断，其内容可以是疾病、心理问题或社会问题，也可以是不明原因的症状或主诉。如果该问题是由多个症状、不适或相关检查资料的综合而得到的，则可能会因症状或不适的消失而不能做出最后的生物学诊断。

P：代表对问题的处理计划，是针对每一问题提出的诊断、治疗、预防保健、康复和健康教育计划。体现以患者为中心、预防为导向，以及生物—心理—社会医学模式的全方位考虑，不仅仅只开出药方。SOAP 书写格式参考表 7-3。

表 7-3　POMR 中 SOAP 书写范例

日期	问题 1：高血压
2005-07-02	S：头痛、头晕 1 个月余
	饮酒史 20 年，近 10 年来每天 2 餐饮白酒，每次约 2 两
	菜喜味咸
	父亲 65 岁死于脑卒中
	O：面红体胖，性格开朗
	血压 180/110 mmg，心率 96 次/min
	眼底动脉节段性变细缩窄，反光增强
	A：根据患者主诉资料和体检结果，初步诊断为原发性高血压 3 级，结合其家族史和可能出现的并发症，应采取措施控制血压，并随访观察
	P：计划
	诊断计划：
	1. 心电图检查、X 线胸片
	2. 抽血查血糖、血脂、肾功能
	治疗计划：
	1. 口服降血压药物
	2. 低盐饮食，逐步控制食盐量至不超过 6 g/d
	3. 低脂饮食，减少富含胆固醇食物，多食膳食纤维
	4. 控制饮酒

日期	问题1：高血压
	5. 控制体重，适量运动
	健康教育计划：
	1. 有关高血压知识指导、高血压危险因素评价
	2. 生活方式、行为指导
	3. 自我保健知识指导
	4. 患者家属的教育
	签名
2005-08-10	继续记录 SOAP

使用 POMR 中 SOAP 方式记录具有的优点：

（1）格式简洁明了，重点突出，便于资料分类和统计，利于交流。

（2）此记录模式能够清晰地展示全科医生的临床思维、对问题的处理能力，利于医疗质量管理和评价。

（3）记录内容全面，涵盖生理、心理、社会及预防医学各个方面，体现现代医学服务模式。

（4）促进门诊服务中的教学与科研。

（5）便于计算机化的资料记录和分析管理。

4. 病情流程表

是某一主要问题在某一段时间内的进展情况的摘要，它概括地反映了与该问题有关的一些重要指标的动态变化过程，如主诉、症状、体征、实验室检查指标和一些特殊检查结果、用药方法、药物副作用、转归、转会诊结果等。病情流程表主要应用于慢性病和某些特殊疾病的观察和处理记录，并非所有的健康问题都必备，对不同的健康问题，其流程表所记录的项目也可不同。

5. 转诊、会诊、住院记录

全科医疗的重要任务之一，就是利用各种必要的医疗和社会资源为患者服务。全科医生根据患者的具体情况可以与其他基层医生、专科医生、护士、治疗师、社会工作者等实行双向转诊、会诊，填写记录表，而且对转诊的过程及其转诊后的患者一直负责，并记录有关的问题进展情况。

6. 周期性健康检查记录

周期性健康检查是运用格式化的健康检查表，针对个体不同年龄、性别和健康危险因素而设计的健康检查项目。以早期发现、早期诊断、早期治疗为目的。周期性健康检查计划主要由个体机会性就诊或医生家访时制订。

7. 保健记录 保健记录是国家法规对某些特定人群实行的基本公共卫生服务记录，包括0~6岁儿童健康管理、孕产妇健康管理、65岁及以上老年健康管理等。保健记录应属于个人健康档案的一部分，也是全科医生提供连续性服务的项目之一，全科医生应熟悉各种保健记录的格式和填写要求。详见卫生部《国家基本公共卫生服务规范》（2011版）。

（二）家庭健康档案

家庭健康档案是以家庭为单位，记录其家庭成员和家庭整体在医疗保健活动中产生的有关健康基本状况、疾病动态、预防保健服务利用情况等的资料信息。家庭是个人生长发育及健康/疾病的发生发展、传播的重要环境，家庭与居民健康息息相关。以家庭为单位的保健是全科医学专业的重要特色，全科医生在个体患者照顾中必须注意收集其家庭资料，建立家庭健康档案。

家庭健康档案是全科医疗居民健康档案的重要组成部分。包括家庭的基本资料、家系图、家庭功能评估、家庭主要问题目录与问题描述以及家庭各成员的个人健康档案。

1. 家庭基本情况

家庭基本资料包括家庭住址、人数及每人的基本资料、建档医生和护士姓名、建档日期等。

2. 家系图

绘图说明家系图是以符号的形式对家庭结构、成员间关系以及病患历史的描述。便于全科医生迅速掌握家庭情况，是家庭健康档案的重要组成部分，是简单明了的家庭评价综合资料。

3. 家庭功能评估

家庭功能评估的方法很多，常用的有家庭圈、家庭关怀度指数测评量表（APGAR 问卷）。二者均反映家庭成员主观上对自己及其他成员的认识，对家庭的看法，以及相互关系的满意度。这种主观看法只代表当前的认识，会随时间而不断地发生变化，可以粗略、快速地评价当前的家庭功能。

家庭主要问题目录中记录的问题包括影响该家庭健康的任何生理、心理、社会、经济、行为等方面的重大事件，如家庭遗传性疾病、失业、丧偶、负债、子女教育问题等。家庭主要问题目录及其 SOAP 问题描述记录方法与个人健康档案相同。健康问题可涉及家庭结构、家庭功能及家庭生活周期各个方面，应详细描述其发生、发展、处理、转归等内容。

4. 家庭成员健康资料

是指个人档案。也就是说，个人健康档案应纳入家庭健康档案中，构成完整的家庭健康档案。

（三）社区健康档案

建立社区健康档案，是把社区视为一个被照顾者，收集社区特有的特征和健康问题，并进行整体评价，最终达到以社区为范围进行整体性、协调性医疗保健服务的目的。

社区健康档案一般包括社区基本资料、社区卫生服务资源、社区居民健康状况、社区卫生服务状况以及卫生需求统计分析等内容。

1. 基本资料

（1）社区地理环境及资源状况：绘制社区地形图，直观地描绘出社区所处的地理位置、范围、环境状况，村庄或居民区分布，社区机构、组织、社会团体的位置（如街道办事处、居委会、派出所、学校、健康促进会、福利院、敬老院等），并用符号或不同的颜色标明各个医疗单位所服务的区域。

（2）社区的经济状况和动员潜力：经济状况包括社区居民的人均收入、消费水平，社区的产业情况。社区动员潜力是指社区内可以被动员起来参与和支持社区居民健康服务活动的人力、物力和财力资源。

（3）卫生资源：包括社区的卫生服务机构和卫生人力资源情况。可用图示或表格的形式反映社区内各医疗保健机构的现有规模、病床数、服务范围、服务项目、特色服务项目、各类医务人员及卫生相关人员的数量、年龄结构、职称结构和专业结构。

（4）社区人口资料：包括社区的人口数量（表7-4）、年龄性别构成，负担人口比例，民族、职业构成，文化、婚姻构成，家庭类型构成，出生率、死亡率、人口自然增长率等。

表7-4　社区负担人口构成表

年龄（岁）	人数	构成比
0~14		
15-64		
≥65		
合计		

$$总负担系数 = \frac{0 \sim 14 \, 岁人口数 + 65 \, 岁以上人口数}{15 \sim 64 \, 岁人口数}$$

$$少年儿童负担系数 = \frac{0 \sim 14 \, 岁人口数}{15 \sim 64 \, 岁人口数}$$

$$老年人口负担系数 = \frac{65 \, 岁以上人口数}{15 \sim 64 \, 岁人口数}$$

$$老化指数 = \frac{65 \, 岁以上人口数}{0 \sim 14 \, 岁人口数}$$

2. 社区居民健康状况

(1) 社区居民患病情况。

发病率：是表示一定时期内（一般为 1 年），某种疾病新发患者数与暴露在该病因下可能发病的平均人口数（暴露人口数）之比。

$$发病率 = \frac{某年某病新发患者数}{同年暴露人口数} \times K$$

$$K = 100\%, \ 1000\text{‰}, \ 10000/万, \ \cdots\cdots$$

患病率：又称现患率，是指某时期内某病的现患（新、旧）病例数与同期平均人口数之比。

$$患病率 = \frac{某时期内某病现患病例数}{该人群同期平均人口数} \times K$$

$$K = 100\%, \ 1000\text{‰}, \ 10000/万, \ \cdots\cdots$$

疾病谱：社区内各种疾病的病例数占社区全部病例数的构成比，按由高到低排列即组成疾病谱，以掌握社区居民中主要的健康问题，为制订重点疾病防治计划提供依据。参考表 7-5。疾病分布：年龄性别分布、职业分布。

表 7-5　社区疾病谱

顺位	疾病名称	男		女		合计	
		人数	%	人数	%	人数	%
1							
2							
3							
4							
5							
6							
7							
8							
9							
10							

（2）社区死亡资料。

死因构成：是指某类原因的死亡人数与同期总死亡人数之比，公式为：

$$某死因构成比 = \frac{因某原因死亡人数}{同时期总死亡人数} \times 100\%$$

死因谱：各类死因构成按由高到低排列即组成社区死因谱。

死亡分布：年龄、性别和职业分布。

（3）社区危险因素调查及评估：用表格的形式列出本社区吸烟、缺乏锻炼、肥胖等危险因素的人数，并进行评估。

3. 社区卫生服务状况

包括每年的门诊量、门诊服务内容分类；家访人次、家访原因、家访问题分类及处理；转会诊人次、转会诊率、转会诊原因、转会诊问题分类及处理；家庭病床人数；住院率、住院天数以及问题种类和构成等。

4. 社区居民卫生需求

了解社区居民医疗费用负担情况和就医的情况，作为开展深受社区居民欢迎的医疗卫生服务的依据。

第三节　居民健康档案信息化管理系统

一、居民健康档案管理的特点

（一）健康档案建立过程中的管理

居民健康档案建立时其内容要求真实、客观、准确，资料填写规范、认真，字迹清楚可读。记录须保持动态连续性，及时添补和更改，不断丰富和完善档案内容，使档案具有较高的利用价值。

1. 居民健康档案建立的基本原则

（1）逐步完善的原则。

（2）资料收集前瞻性原则。

（3）基本项目动态性原则。

（4）客观性和准确性原则。

（5）保密性原则。

2. 居民健康档案的建立方法

居民健康档案的建立方法应因时因地制宜，保证档案的合理使用和实现资源共享。个人健康档案的建立方法，一种是全科医生在门诊工作中为来就诊的个体患者建档，另一种是通过调查活动突击进行。家庭健康档案的建立方式：第一，是通过社区调查，给每一户建立家庭基本资料；第二，是在个人健康档案中纳入家庭基本资料，如家庭基本情况，家庭生活周期、家系图、家庭成员基本情况等项目，对存在家庭问题的，应记录家庭主要问题目录、SOAP 描述及随访观察记录，必要时进行家庭功能评估。社区健康档案主要来自社区调查，部分资料可来自卫生行政部门、政府部门、派出所、居委会等，也可来自居民反映、社区筛查以及通过分析整理个人和家庭健康档案而得。

（二）健康档案归档过程中的管理

居民健康档案应存放在诊所里，各社区卫生服务站应备有专门的档案柜，设在全科诊疗室或护士接诊室，将健康档案按编号放置在档案柜中，方便查找，并指定专人管理，保证安全完好。

健康档案归档一般以家庭为单位，每一个家庭建立一个档案袋，标明家庭档案编号、户主姓名、家庭住址，内装有家庭成员的个人健康档案，并填写个人编号。社区卫生服务站可与当地派出所取得联系，获取居民名册，再按楼栋逐一编排家庭档案号，还可按汉语拼音顺序编写个人健康档案的姓名索引。

社区健康档案的内容原则上每年须添补或更新一次，整理分析的结果应予以公布，并展示在社区卫生服务中心（站）的墙壁上。对一些社区动态指标最好设置成活动专栏，便于更换。社区卫生状况每年进行一次全面评价，总结成完整的社区卫生诊断报告并保存，以考核全科医生的社区工作业绩，也是教学和科研最好的资料。

（三）健康档案使用中的管理

居民健康档案是开展全科医疗工作的工具，也是教学、科研不可忽视的宝贵资料。在条件允许的情况下，应建立计算机控制中心和局域网，为社区的每一位医生配备终端机，方便使用并提高健康档案资料的利用率。

在为居民建立个人及其家庭健康档案，设立健康档案编号后，应发给居民一张就诊卡，注明家庭和个人健康档案的编号。患者就诊时携带就诊卡，接诊护士按卡号提取所需档案，交给全科医生，每次使用完后，应放回原处。

为了保证患者的隐私，健康档案应只对患者个人或其健康照顾者开放，不准其他人员阅览或拿取。在患者需要转诊或会诊时通常只书写转诊或会诊单，十分必要时，才把相关的原始资料转交给接诊医生，用完后交还回诊所，妥善保管。

居民健康档案必须保证具有法律效力，因此在建立健康档案时，要考虑法律对记录内容严谨程度的要求。全科医疗健康档案记录了居民从出生到死亡一生的健康情况，应保证记录的真实性、可靠性、完整性、连续性，并按法律要求保存档案至患者死后的若干年。如果使用电子病例记录形式，更要考虑具体的法律规定和资料的安全性、隐私性等。

二、居民健康档案的信息化管理

（一）居民健康档案信息化管理的特征

我国社区卫生服务在 2000 年前后开始推行使用电子化健康档案，由于其具备操作快捷、效率高、资料存取查阅方便、能够实现信息传输与共享、进行数据统计与分析、开展远程会诊和干预、利于追踪提示与疾病管理等方面的特点与功能，故电子健康档案无疑将成为健康档案管理发展的必然趋势。据卫生部《健康档案基本架构与数据标准（试行）》（卫办发〔2009〕46 号）、《基于健康档案的区域卫生信息平台建设指南（试行）》和相关服务规范的要求，正逐步推进建立标准化电子健康档案。要求电子健康档案信息系统要逐步与新型农村合作医疗、城镇职工和居民基本医疗保险信息系统以及传染病报告、免疫接种、妇幼保健和医院电子病例等信息系统互联互通，实现信息资源共享，建立起以居民健康档案为基础的区域卫生信息平台。

居民健康档案是社区卫生服务工作全过程的记录，客观地反映居民健康过程中的问题、评估、指导与治疗等健康管理的全过程，是医务人员在社区卫生服务活动过程中形成的所有文字、数据、图表、影像等资料的有机整合。居民健康档案信息化是通过计算机技术将居民的健康管理全过程信息汇集到计算机中，通过计算机对其进行归纳、分析、整理形成规范化的信息，从而提高社区卫生服务质量和业务水平，为临床教学、科研和信息管理提供帮助。

健康档案信息化具有两个基本特征。一是可传递性，语言、文字、电波是基本的信息载体。二是可测量性，按照信息论的基本思想，把社区卫生服务系统的全过程看作是信息传递和转换的过程，通过对信息流程的分析和处理，达到对这一复杂系统全过程的规律性的认识。

(二) 居民健康档案信息化管理的作用

计算机化的健康档案又称电子健康档案，是人们在健康相关活动中直接形成的具有保存备查价值的电子化历史记录，是医疗卫生管理和临床诊疗决策的重要依据。对避免各机构管理模式不同、低水平重复建设和信息孤岛现象的出现具有巨大的潜在应用价值。目前广泛运用于我国社区卫生服务工作之中。计算机化的健康档案的应用，使居民健康档案的建立方面实现了"渠道单一"向"多档合一"的转变；在掌握社区人群健康方面，实现了"静态管理"向"动态管理"的转变；在优化服务流程方面，实现了"环节繁多"向"流程简化"的转变；在监测服务提供行为方面，实现了"事后控制"向"实时控制"的转变；在方便居民诊疗方面，实现了"重复检查"向"结果互认"的转变。居民健康档案信息化管理的主要作用如下：

1. 内容全面、完整，提高服务质量

健康档案不是简单地将纸质病历记载的各项内容输入计算机，还记载了居民平时生活中的点滴健康相关信息，在任何时间、任何地点收集居民的健康信息，完成以居民健康为中心的信息集成。医生可以随时随地提取有关信息，快速全面地了解情况。同时还可以掌握动态变化的资料，以便及时处理病情。

2. 使用广泛，提高服务效率

随着网络技术迅猛发展，卫生领域的电子商务、电子服务应运而生，居民健康档案在广域网环境下实现信息传递和资源共享，能在任何时间、地点为任意一个授权者提供所需要的基本信息，到任何一家机构就诊或体检，都能提取到自己以往的健康档案。计算机化的健康档案的应用，使全科医生接诊时间大为缩短；上下级医院之间的信息交流，使服务质量和效率显著提高。

3. 检索方便，提高档案利用率

传统的档案查询必须先查找索引，然后通过相关索引一层层进入后才能进行翻阅，当查询多个不同区域的健康档案时，不仅速度慢，劳动强度大，而且信息不够全面集中。健康档案信息化系统是特有的数据格式和集中的存储，有利于快捷输入、迅速检索查询、调用处理各种社区卫生服务信息，为临床、教学、科研等提供大量集成资料，有利于信息资源共享和交流，同时也是统计分析、卫生管理的全面可靠的资料，可有效提高档案的利用效率。

4. 档案存储简单易于保存

纸质病历的保存，必须有足够空间，规定保存期限，同时还要解决纸张的磨损、老化以及防潮、防火、防蛀等问题，要消耗大量人力、物力。健康档案有效的存储体系和备份方案，能实现大量存储和实时存取的统一，占用空间小，保存容量大，能永久保存。

5. 为突发性、传染性、多发性疾病提供资料

居民健康档案可以直接、快速、准确地为突发性、传染性、多发性疾病提供资料。如 SARS 期间，我们可以从健康档案中提取非典型肺炎所具有的病症特

点，从这些症状中寻找到挽救患者生命的治疗方案与防止疾病扩散的有效办法。

（三）居民健康档案的信息化管理

随着医学的发展与医疗科技的进步，以及全科医疗的服务特点，健康档案中需要保存的资料越来越多，医疗各部门之间频繁的交流以及教学科研的需要，计算机化的健康档案得到了广泛应用，居民健康档案信息系统也越来越受到重视。居民健康档案信息系统的优点：

1. 居民健康档案信息系统的优点

（1）操作更简便、快捷：电子病历不需要人工调阅，可以立即存取，还能通过计算机网络跨越时空障碍从远端直接查阅，如住院登记、开处方、化验单、转会诊、处方计价与付费、获取检验结果等，都无须医生等候和患者穿梭似地索取。

（2）灵活的输出功能：由于是以数据库、表、图记录形式存储于资料库中，可以随时呈现所需要的资料，方便地输出各种结果。

（3）多用户功能：可以拥有多个使用者，及不同的使用者根据自己的用户名和密码在计算机终端进入系统，调阅患者资料，处理后计算机自动记录使用者姓名及处理时间。基本资料只需一次录入，避免了分别重复的医疗服务记录和行政管理记录，提高工作效率。

（4）计算统计功能：可以随时或定期产生各种统计报表，也可以通过计算机相关的统计软件，统计出医疗服务的相关资料，如对病历中的资料用基层医疗国际分类（ICPC）进行编码，就可以很方便地统计出社区患者就诊原因分类、患者健康问题分类以及医生干预内容的分类资料。

（5）决策辅助功能：在病患的诊断治疗方面可以提供相关的信息，以帮助全科医生做出诊断和处理。如疾病的相关资料、治疗原则、药物过敏、药物交互作用等。还可以借助于计算机网络，传输动态图像和图片，实现计算机远程会诊和远程干预。

（6）随访提醒功能：利用计算机的查询和计算功能，可以查阅病历资料中需要做预防保健服务、慢性病的随访观察、康复治疗的自我保健指导等项目。也可以设置提醒功能，从而极大地方便社区疾病检测和慢性病患者管理。

2. 居民健康档案信息化管理中的问题

（1）计算机化健康档案的数据交换标准与方法：健康档案的优势之一是便于医疗机构间信息交换，为达到这一目标，需要制定标准信息交换格式；提供转换手段，可以将信息转换为标准的交换格式在网络上传输或存入可移动媒体，反之亦然。迄今为止，全科医疗中的电子病历还没有统一的国际和国家标准。国外的计算机病历软件虽已使用多年，但各国的设计和管理的模式都不尽相同，给交流带来一定困难。因此，需要制定一系列的国际和国家标准与规范，需要国家有关部门组织信息技术人员、临床工作者、医院管理工作者合作完成。

（2）应完善健康档案的存储体系及备份方案：健康信息需要长期保存并累加，但数据量大，不可能所有信息长期联机保存。作为居民健康档案系统，不仅要实现居民信息的长期保存，而且在发生故障时，要求信息都不能丢失，在需要时还要能提取出来。数据归档方法与传统的以各类业务为中心的数据备份方法大不相同。为此，要建立分级存储结构，实现海量存储和实时存取的统一，实现自动归档，提供恢复联机状态工具；在发生故障后，能将数据恢复到断点状态。

（3）尚需同时使用电子病历和传统纸质病历：由于电子病历输入成本较高，收集资料角度不同，以及计算机软件开发和程序更新时间上的滞后性，可能导致我们不能把所有的资料统统输入计算机。如到患者家里出诊，全科医生不可能每次将计算机带到患者家里。因此，必须用纸质病历来辅助，否则可能会丢失一些有用的信息。目前在英国、美国、以色列等国家和中国香港地区就是采用电子病历和传统纸质病历相结合。

（4）系统安全性问题：由于患者的健康资料中可能会涉及个人隐私问题，特别是全科医疗的特殊诊疗模式，使得记录内容涉及社会心理和家庭问题，而电子病历内容容易被泄密和修改，给电子病历管理带来一定困难。因此，电子病历系统安全性与其他软件系统一样，是必须慎重考虑的。目前开发健康档案管理系统的软件，多从技术上加强用户权限和密码管理设计，使所有操作和使用者在获得认可后，才能登录。

（四）居民健康档案信息系统的建立与使用

建立完善的居民健康档案信息系统是提高社区卫生服务水平的重要手段。功能模块的设置是居民健康档案信息系统的关键，必须根据社区卫生服务（包括全科医疗）需要合理设置，不断改进和完善。

1. 基本模块

基本模块是系统的必需部分。它的功能包括维持数据，记录以及处理事务。

（1）数据：接受医疗的所有患者的年龄、性别登记；一般个人数据，包括患者的医疗保险数据；家庭其他成员的数据。

（2）记录：就诊、检查和化验记录；简单的财务数据，如医疗处理的发票（所有其他财务功能由财务模块提供）；提供几种标准化浏览功能。

（3）处理事务：数据保护，用户经认证后才可应用该系统；多用户应用，如全科医生、助手、护士等同时应用；登录控制及数据备份功能。

2. 公共卫生服务模块

按国家基本公共卫生服务的 10 大类设置相应模块。并与医疗模块信息相互切换和共享使用。同时需建立公共卫生服务网络报告系统：

（1）设置公共卫生报病网络，利用信息化网络建设以疾病预防控制为目标，建立社区公共卫生事件综合报告网络。

（2）设置社区综合报告网络，构筑起以区疾控中心、社区卫生服务中心、社区责任医生、社区公共卫生助理员、楼道及辖区单位义务监督员组成的五级报告预警系统。利用社区卫生信息化建设构筑起社区突发公共卫生事件综合报告网络。

（3）设立社区公共卫生助理员制度，对三类九项基本公共卫生服务项目开展情况进行实时监控，对突发公共卫生事件，及时由社区全科医生连同公共卫生助理员进行核实排查并进行网上直报，如情况严重及时启动社区突发事件控制预案。

3. 医疗模块

更进一步的患者数据登记需要医疗模块。对于社区医疗，医疗模块的核心是电子病历。为了有利于数据交换，参考模型为所有可编码化的事项提供了一个数据模型和编码表。数据按就诊先后排序，并标有时间。第二种排序方法是按所谓的 SOAP 系统。诊断和就诊原因应按基层医疗国际分类（ICPC-2）来编码。

医疗模块也包括以疾病为中心的登记功能。这意味着可对患者的主要疾病明确地命名和编码，并与电子病历中的一个或多个其他疾病相连接。因此可以找出患者数据与某些疾病的关系或浏览全部记录。图7-1显示典型的以时间为序的系统病历并且是以文字为基础的界面系统例子。就诊日期由计算机自动生成，问题名称、发病日期和 SOAP 等内容由医生在询问病史时填写，三个诊断都可按ICPC-2数据库进行填写，如果数据库中没有也可自己填写。

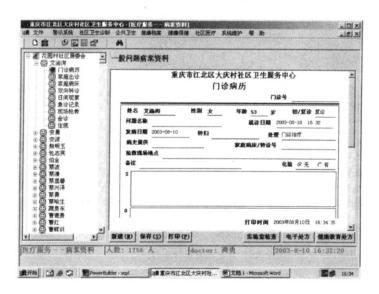

图7-1　计算机化健康档案系统举例

电子病历为医疗模块的核心，这个模块提供了大部分以患者为中心的功能。药物处方可应用国家药物数据库，它包含诸如药物禁忌证、药物相互作用、剂量和价格等。如果诊断和处方药物编码准确，处方模块就可产生如下警示。

"此药物不能得到保险公司补助，请另选其他药物。"

"此药物与处方中的其他药物有相互作用……"

"此药物禁用于被诊断的疾病。"

开处方功能可以为全科医生和他们的助手所用，但助手只能重复全科医生的处方，重复的次数也由全科医生规定。

4. 药物模块

社区医疗信息系统在药物模块旨在支持全科医生配发。药物模块含有 2 个功能：①药物配发；②开药物处方。开药物处方的功能与医疗模块中的相同，最主要的是药物配发功能，它含有财务核算功能。

5. 计划模块

计划模块支持预约登记。功能包括支持职工安排预约、了解概况、工作一览、协调所有全科医生的工作计划，它又与医疗模块中的患者候诊处理功能相统一。

所有上述这些模块组成社区医疗信息系统整体的各部分。下文所述的财务管理、传输及书信生成模块可被完全整合或连接到其他模块之中。如欲生成书信，全科医生可以使用整合在其中的标准的文字处理器。

6. 财务模块

包括生成发票、付款登记及打印催账单等功能，这些都是最基本的功能。然而，这些功能并非医疗卫生财务管理的全部。有些系统还提供分户账、增值税管理等功能。财务审计人员对这些功能特别感兴趣。

这些基本功能的数据也可以被输送到其他财务系统。

7. 通信模块

正如前文关于共享医疗中所描述的那样，全科医生已不再孤立地运作。在多种不同的医疗卫生单位和人员提供服务时，全科医生还是信息网络数据的协调者。传统的数据交换是利用电话、信函及传真，用这些传统方式进行数据交换有如下不足。①缺乏消息传输协议：在这种情况下，人们不知道何时何种消息应发出或收到。如，当协作的医生改变了治疗方法或一个住院患者已出院，全科医生不会自动接到通知。②不能及时发送：患者的出院通知常常在患者出院几星期后才会发出。③信息的不完整性：例如从全科医生到专科医生的转诊通知一般以非格式化形式，但专科医生需要较为可靠的数据，因此他们往往需要知道这些数据是如何获得的。④誊写错误：从纸质病历上读取资料，打印转诊通知或出院通知，到接收方阅读通知，并在自己保存的病历中加入相关信息，每个步骤都有出错的可能。电子信息交换可以克服大部分错误。

数据交换包括 3 个程序层次：第一层为应用程序层，这一层次包括用户能看得见的功能。诸如转诊消息或处方消息可以作为自由文本或编码文本发送。消息按系统本身决定的内部格式编码和存储。第二层程序把各用户按"内部"格式的消息编码为标准格式表示消息的内容和结构。这部分称为消息的语义部分。消息的语法可应用所谓 EDIFACT 标准信息形式。EDIFACT 为通用的国际性的电子数据交换标准。以 EDIFACT 编码的信息临时存储在电子信箱中，等待与其他自由文本消息一起发送。第三层为传输连接层，此层的软件发送邮箱中的待发信件到外部邮件系统，外部邮件系统接收信件到邮箱中。

接收方也有 3 层，第一层为解码层，它从邮箱中读入所有来信。如来信为EDIFACT 编码，则进行处理和解码，把内容以用户内部定义的格式存储。用户可以运用应用层程序对消息进行操作，如通过一些简单操作可把化验结果显示在屏幕上，或直接插入电子病历中。无须重输数据，同时也避免了一些错误。

8. 研究模块

正在开发中，该模块的宗旨是支持大学的全科医疗教研室的研究，促进患者参与一些研究项目，提供更多的数据，系统提取资料做科学分析，并保证提供资料的患者是匿名的。

目前，实现居民健康档案大面积推广的软硬件技术已经基本具备。在发达国家，像美国、日本，许多大学、研究机构、厂商纷纷投入这一领域的研究工作。我国建立完善的居民健康档案信息系统还需一定时间，但是构建好居民健康档案信息系统的基本框架，即共有模块将是至关重要的基础性工作。

总之，计算机化的健康档案，在我国全科医生工作中已经得到不同程度的使用。但目前我国计算机应用于全科医疗服务还处于初始和研究阶段，电子化健康档案记录的内容和方法还有待于在使用中得到进一步开发、统一和完善。

第八章　全科医疗中的康复服务

第一节　社区康复概述

一、社区康复的概念

随着人类社会的迅猛发展，人民生活水平的逐渐提高，社区康复正在全球深入开展。其定义也在不断地更新和完善，各国对其概念和内涵都有不同的理解，许多权威性的国际 组织曾予以多次修订修改，以适应残疾人的康复需求和该领域的发展现状。

世界卫生组织康复专家委员会所下的定义："社区康复是在社区的层次上采取的康复 措施，这些措施是利用和依靠社区的人力资源而进行的，包括依靠有残损、残疾、残障的 人员本身以及他们的家庭和社会。"

联合国三大组织（世界卫生组织、联合国教科文组织、国际劳工组织）所下的定义："社区康复是社区发展计划中的一项康复策略，其目的是使所有残疾人享有康复服务、实 现机会均等、充分参与的目标。社区康复的实施要依靠残疾人、残疾人亲友、残疾人所在 的社区以及卫生、教育、劳动就业、社会保障等相关部门的共同努力。"

我国目前的定义：社区康复亦称基层康复，是指在社区（即城市的街道、农村的乡、村）层次上对所有功能障碍对象采取的综合康复服务。由社区领导，主要依靠社区本身的 人力资源，由卫生、民政、社团、教育、劳动就业等部门人员以及志愿者、残疾人及其家 属参加的社区康复系统，在社区内进行残疾的普查、预防、医疗康复、教育康复、职业康 复和社会康复的工作，使分散在社区的残疾人得到基本的康复服务。

二、社区康复的产生和发展

(一) 国际社区康复的产生和发展

1976 年世界卫生组织提出一种新的、有效的、经济的康复服务途径，即社区康复，以扩大康复服务覆盖面，使发展中国家的残疾人也能享有康复服务。

1985 年英国伦敦大学开设"社区康复计划与管理"课程。有些国家还专门设立了社区康复专业学位，还建立了许多社区康复培训中心。

1992 年世界卫生组织大会在专题报告中指出社区康复已在近 70 个国家中开展，但"从整体上看，社区康复仍落后于保健、预防和治疗的发展水平。"

1999 年《偏见与尊严——社区康复介绍》一书再版，分析了全球倡导社区康复的必要性，总结了社区康复模式，提出了社区康复相关技术、评估标准及科研方向等。

(二) 我国社区康复的产生和发展

我国 1986 年正式开展了社区康复工作，30 多年的发展过程中经历了 3 个阶段。

1. 起步阶段（1986—1995 年）

1986 年世界卫生组织在中国香港和菲律宾举办了"现代康复原则、计划与管理"研讨班。1988 年开始实施"中国残疾人事业五年工作纲要"，同时奠定了开展社区康复的基础。

2. 试点阶段（1991—1995 年）

国家制定了"中国康复医学事业"等国家计划。明确规定了在此期间要逐步推广社区康复，把康复医疗落实到基层。

3. 推广阶段（1996—2000 年）

"康复训练与社区康复服务'九五'实施方案"为社区康复社会化进行了有

益的探索和实践。

2005 年，在城市和中等以上发达地区的农村，有需求的残疾人 70% 得到康复服务。到 2010 年，城市和中等以上发达地区的农村，有需求的残疾人普遍得到康复服务。到 2015 年实现残疾人"人人享有康复服务"。

三、社区康复的目标和实施方法

（一）目标——"全面康复、综合服务"

1. 使残疾人身心得到康复

依靠社区的力量，以基层康复站和家庭为基础，通过简便 易行的康复训练和给予辅助用具使残疾人能够最大限度地恢复生活自理能力。

2. 使残疾人享受到均等的机会

均等的机会主要是指平等地享受入学和就业的机会，如为学龄残疾儿童安排学校适时上学，为青壮年残疾人提供就业机会。

3. 使残疾人成为社会平等的一员

社区康复的成功需要全社会的关心和支持，这就必 须在社区营造一个帮残助残的良好社会氛围，构建一个和谐的社区，使伤残者融入这个大家庭。

（二）实施方法——"三级负责、社区为主"

"三级负责"即中央、省市、社区三级对社区康复的开展都要尽到责任。中央一级要 把社区康复纳入国家总政策中，从计划方针方面进行提倡、支持、指导和扶助。省市一级 要组织社区康复人员的培训，建立转诊和咨询系统。社区一级是最为基层的组织，负责社 区康复工作的具体计划和实施。

四、社区康复的工作任务和工作内容

（一）工作任务

1. 社区残疾预防

依靠社区力量，落实各项有关政策措施，如预防接种，环境卫生等。

2. 社区残疾普查

依靠社区力量，在本社区范围内进行调查，确定其基本状态并做好登记。

3. 社区康复训练

依靠社区力量，在家庭和社区康复站对残疾人，开展必要的、可行的功能训练。对疑难的、复杂的病例则需转往较高层次医院、康复中心等有关专科医疗机构。

4. 社区教育康复

依靠社区力量，帮助残疾儿童解决上学问题或送到特殊教育学校学习。

5. 社区职业康复

依靠社区力量，对社区内还有一定劳动能力的，有就业潜力的青壮年残疾人，提供就业咨询和辅导，对个别残疾人指导并帮助其谋生计。

6. 社会康复

依靠社区力量，组织残疾人与健康人一起进行文娱、体育等社会活动，帮助他们解决医疗、住房、婚姻、交通等生活问题，对社区的群众、残疾人家属进行宣传教育。

（二）工作内容

1. 康复医疗服务

根据所辖社区内残疾人的功能状况，康复医疗机构或基层康复站采取家庭病床、上门服务等形式，为残疾人提供廉价的或无偿的诊断、功能评定、康复护理等。

2. 训练指导服务

根据残疾人的功能障碍状况、康复需求和家庭条件等情况，康复人员在康复医疗机构、基层康复站或其家中制订训练计划，指导康复训练并评估治疗效果。

3. 心理疏导服务

康复人员通过谈心、交流等方法解除或减少残疾人的焦虑、抑郁、恐惧、自卑等心理障碍，使其能够正确面对自身残疾，增强自信心，鼓励他们走出家庭。

4. 知识普及服务

将残疾和康复的有关知识纳入社区健康教育内容中，采取多种形式向残疾人及家属普及康复知识，以增强社区居民自我保健和防病防残的意识。

5. 辅助用品服务

根据残疾人对辅助用品和用具的需求，因人而异地提供其选购、租赁、维修的信息及简易训练器具制作的服务。

6. 转诊介绍服务

根据残疾人在康复医疗、康复训练、心理疏导及辅助用品等方面的需求，提供有针对性的转诊介绍服务，并做好登记，进行跟踪。

第二节　社区康复的原则、意义及基本技术

一、社区康复的原则

(一) 社会化原则

社会化即在政府的统一领导下，相关职能部门各司其职，密切合作，挖掘和

利用社会 资源，发动和组织社会力量，共同推进工作。具体体现在以下 5 个方面：①政府部门成立 由卫生、教育、民政等多部门参加的社区康复服务协调组织，编制规划，制定政策，统筹 安排，采取措施，督导检查，使社区康复服务计划顺利，有效地实施；②各相关部门将有 关内容纳入本部门的行业领域范围内，共同监督社区康复服务计划的落实；③充分发掘和 利用康复资源，打破各部门行业传统门规和界限，在网络、设备、人力、财力、物力等 各方面实现资源共享；④利用各种传播媒介，广泛宣传和动员社会团体、慈善机构、民 间组织、志愿者，积极参与社区康复服务，在资金、技术、科研、服务等各方面提供支 持；⑤创造良好的社会氛围，发扬助人为乐、无私奉献的精神，为残疾人及其他康复对象 提供优良的服务。

（二）以社区为本的原则

以社区为本即社区康复的生存和发展必须从社会实际出发，必须立足于社区内部的力 量，使其做到社区组织、社会参与、社区受益。具体体现在以下 4 个方面：①以社区残疾 人康复需求为导向提供服务；②政府应当将社区康复服务纳入当地经济和社会建设的统筹 规划之中；③充分利用社区内部资源实现资源利用一体化；④社区残疾人及其亲友要主动 参与并积极配合；⑤针对本地区实际情况开展相应的健康教育。

（三）低成本、广覆盖原则

低成本、广覆盖即以较少的人力、物力、财力投入，使广大病人享有较多的社区康复 服务。因为我国正处于并将长期处于社会主义初级阶段，各项工作尚不完善，不能盲目地 追求社区康复机构在数量和规模的扩大，而是要使社区康复的资源得到合理有效地使用，走出一条"低成本、广覆盖、低投入、高收益"的健康文明发展道路。

（四）因地制宜原则

社区康复服务目的是使大多数的康复对象享有全方位的康复服务。它既适合发达国家，也适合发展中国家，只有根据实际情况，采取符合本地区的康复服务模式，才能更好地服务于大众。

（五）技术实用原则

为使大多数康复人员、康复对象及其亲属掌握相应的康复技术，此类技术必须易懂、易学、易会。其中应注意以下4点的转化：①现代复杂康复技术向简单、实用化方向转化；②机构康复向基层社区、家庭转化；③城市康复向广大农村方向转化；④外来的康复技术 向传统康复技术转化。

（六）康复对象主动参与原则

为了更好地达到康复目的，应号召康复对象积极主动地参加康复训练的一系列过程，包括明确目标，制订计划，开展训练和回归社会。主要体现在以下4个方面：①树立自我 康复意识；②积极配合康复训练；③参与社区康复服务工作；④努力学习文化知识，掌握 劳动技能，自食其力，贡献社会。

二、社区康复的意义

随着我国人口数量的增长、人均寿命的延长，残疾人、老年人和慢性病病人在社会人 口中所占比例越来越高；随着我国经济的发展，人民生活水平的提高，对社区康复的需求 也越来越大。所以，发展社区康复至关重要。

其意义具体体现在以下6个方面。

（1）社区康复适合我国国情，可协调各方在家庭伦理道德、社会意识和经济生活等诸 多方面均体现出巨大优势。

（2）社区康复是"促进医疗卫生服务模式转变的重要举措，是建立分级诊疗模式"的 基本保障。

（3）优化医疗卫生资源配置，形成基层医疗卫生机构与城市医院合理分工的诊疗 模式。

（4）为群众提供方便、持久的基本医疗卫生服务，缓解"看病贵、看病难"

的状况。

（5）缓解大型医院住院紧张，挂号困难的问题，使患者得到及时有效的救治。

（6）有利于降低诊疗成本。

三、全科医生在社区康复服务中的职责

许多病人在医院治疗脱离生命危险后，无须继续住院，社区康复已逐渐成为出院病人的首选，更成为连续治疗的开始。为了更好地服务，全科医生必须在社区康复中履行如下职责。

（1）对伤残疾病和慢性疾病患者的病情进行准确评定，并制订出合理的康复治疗方案。

（2）选择患者康复训练的最佳时机，根据康复情况判断是否需要再次入院。

（3）对患者的康复训练进行督导检查。

（4）宣传社区康复医学知识。

四、社区康复基本技术简介

社区康复主要包括康复医学、康复功能评定和康复治疗技术。康复治疗是康复医学的治疗手段之一，是促进病人身心健康的重要举措，它能够帮助病人获得有益于健康的知识和技能。各种康复疗法可以使病人最大限度地减轻残疾、恢复功能以便更好地适应环境。

常用的康复治疗技术主要有运动疗法、物理疗法、作业疗法、言语与吞咽治疗、心理治疗、康复工程及传统康复疗法等。

（一）运动疗法

运动疗法是根据病人的疾病特点及功能情况，借助器械、手法，通过某些运动方式，进行全身或局部的运动以达到治疗目的。

常用的运动训练包括：肌力、耐力训练；关节活动度训练；关节松动技术；

神经发育疗法；运动再学习疗法；强制性使用运动疗法；平衡与协调训练；增强呼吸功能的训练；牵伸疗法。

（二）物理疗法

物理疗法是利用声、光、电、磁、水、热、冷、力等各种物理因子，通过各种类型的功能训练，预防和治疗伤残，提高病人的健康指数。物理疗法属于被动性的康复治疗技术。

常用的物理疗法主要有：电疗法；超声波疗法；磁疗法；生物反馈疗法；传导热疗法；压力疗法；低温疗法；高压氧疗法。

（三）作业疗法

作业疗法是应用有目的经过治疗师选择的作业活动，帮助身体上、精神上、发育上有功能障碍或残疾的病人，进行治疗和训练，使其最大限度地恢复、改善和增强生活、学习和劳动能力，提高其生活质量。它包括四大基本元素：病人（是最基本的元素）、治疗师、环境（作业疗法实施的场所）、作业活动（作业疗法的载体）。

（四）言语与吞咽治疗

1. 言语治疗

言语治疗是通过各种手段对有言语障碍的病人进行针对性的治疗，其目的在于改善言语功能，采取的手段是言语训练或借助于交流替代设备，如手势语、交流板、交流手册等。常用的方法有：阻断去除法、脱抑制法、交流效果促进法、程序介绍法、功能重组法、旋律语调治疗法、功能性交际治疗法等。

2. 吞咽治疗

吞咽治疗是通过各种措施对有吞咽功能障碍的病人进行有计划的治疗，其目的在于改善病人的吞咽功能。吞咽障碍的康复治疗分为行为学治疗、电刺激治疗和肌电生物反馈治疗。

（五）心理治疗

心理治疗是指在康复过程中，治疗者运用心理学理论和技术，通过言语和非言语方式 与病人沟通，建立良好的治疗关系，以帮助其消除或减轻心理痛苦，改变不良认知和行为 方式，促进其功能的恢复，以达到心理治疗的目的。

常用的心理治疗方法：支持性心理治疗；行为疗法；精神分析疗法；认知疗法。

（六）康复工程

康复工程是利用工程学的原理和手段，对患者所丧失的功能进行全面评定，通过代偿 或适应的原则，设计和生产出替代产品以减轻、预防功能障碍的一门现代生物医学工程学 技术。

康复工程涉及的产品主要有假肢、矫形器、助行器和自助具等。

（七）传统康复疗法

传统康复疗法是指在中医学理论的指导下，以整体观念和辨证论治为基本原则，在损伤和疾病的早期介入，通过最大限度地保持、改善和恢复病人受伤病影响的功能，提高其生活质量的一系列传统治疗方法。主要包括推拿、针灸、中药、气功传统体育疗法等。

第三节　社区常见慢性病的康复

一、脑血管病

（一）概述

脑血管病是指脑血管破裂出血或血栓形成，引起的以脑部出血性或缺血性损伤症状为主要临床表现的一组疾病，又称脑血管意外或脑卒中，俗称为脑中风。该病常见于中年以上人群的急性发作，严重者可发生意识障碍和肢体瘫痪。据世界卫生组织调查结果显示，中国脑卒中发病率排名世界第一，是美国的两倍。脑卒中具有高致死率、高致残率、高复发率的特点，严重威胁人类的健康。

1. 危险因素

引起脑中风的危险因素一类是无法干预的，如年龄、性别、遗传等；另一类是可以干预的，如高血压、糖尿病、高脂血症、吸烟，饮食等，若能予以有效干预，则脑血管病的发病率和死亡率可显著降低。

2. 临床分型

脑血管病根据发病特点和治疗原则不同分为两大类：①脑出血，包括脑血管出血和蛛网膜下隙出血；②脑梗死，包括脑血栓、脑栓塞和腔隙性脑梗死。

3. 功能障碍

主要包括：①运动功能障碍；②感觉障碍；③言语与吞咽功能障碍；④认知障碍；⑤心理异常；⑥脑卒中的继发障碍。

(二) 康复评定

脑卒中康复评定的目的是确定患者的障碍类型及程度，便于拟定合理的治疗目标和完善的治疗方案，从而达到预期的治疗效果。

1. 昏迷和脑损伤严重程度的评定

采用格拉斯哥昏迷量表（GCS）、脑卒中患者临床神经功能缺损程度和病情严重程度的评分。

2. 运动功能评定肢体功能评定

可采用 Brunnstrom 方法、简式 Fugl-Meyer 运动量表等。

3. 感觉功能评定评估

患者的痛温觉、触觉、运动觉、位置觉及图形觉是否减退或丧失。

4. 日常生活活动（ADL）能力评定

常采用 PULSES 评估法、Barthel 指数评估法等。

5. 其他功能障碍的评定

包括认知功能的评定、构音障碍或失语症的评定、心理评定。

（三）康复治疗与指导

1. 急性期康复治疗

急性期指病情尚未稳定的时期，处于该期的患者因出现严重的并 发症、严重精神症状、意识障碍等而不能耐受主动康复训练或不能配合康复训练，因此，急性期的重点是预防失用性并发症，如预防肌肉痉挛、关节挛缩、变形等，以及健侧肢体 的摆放。此期的主要康复内容有被动活动、体位的摆放、体位的转换、增强和改善肺功能 的训练、促醒治疗、辅助管理。

2. 恢复期康复治疗

恢复期是指病情已稳定，功能开始恢复的时期，该期的重点是 运用中枢性促通技术，促进肌张力恢复，预防痉挛发生，使动作的完成更加协调、精细 完善。此期的主要训练内容包括翻身训练、桥式运动坐起训练、坐位平衡训练、长坐位 平衡训练等。

3. 后遗症期康复治疗

后遗症期是指患者功能已恢复到平台期，但通过技巧学习、使 用辅助器具、耐力训练及与环境相适应的仍可有一定能力恢复的时期。经积极训练一般在 发病3~6个月后进入后遗症期。对进入功能维持期的患者要定期检查确认其状态，每隔 数月进行一次有关的检查评定，注意患者的心理问题，及时提出对策。对于回归家庭后不 同功能状态的患者，康复治疗服务应各有所侧重。

4. 常见并发症的处理

（1）肩关节半脱位：肩关节半脱位在偏瘫患者很常见。康复治疗要求主要是：预防肩 关节囊及韧带延长、纠正肩胛骨的位置、刺激肩关节周围起稳定作用的肌肉和维持全关节 活动度的无痛性的被动运动范围。

（2）肩痛：多在脑卒中后 1~2 个月时出现。主要的康复治疗要求包括：合理的体位 摆放（尤其是肩胛骨的位置）、抗痉挛和恢复正常肩肱节律、增加关节活动范围等。

（3）复杂性区域疼痛综合征 I 型：以肢端疼痛、触痛、肿胀、营养不良、皮肤损害、血管运动障碍及出汗为特征的综合征。康复治疗的主要目标是尽快减轻水肿，缓解疼痛和 僵硬。治疗时避免诱因，正确放置患肢，辅以冷疗、主动和被动活动以及药物治疗等。

5. 康复指导

对即将出院的患者应进行康复教育和健康指导，提高其自我保健意识和 康复意识以及预防并发症的发生。康复指导的方法主要有：计划性教育、随机教育、交谈 答疑式教育、示范性教育、出院教育和患者俱乐部等。

二、类风湿关节炎

（一）概述

类风湿关节炎是以侵蚀性、对称性多关节炎为主要临床表现的慢性全身性自身免疫性疾病。确切发病机制不明。基本病理改变为滑膜炎、血管翳形成，并逐渐出现关 节软骨和骨的破坏，最终可能导致关节畸形和功能丧失。类风湿关节炎可发生于任何年龄，80% 发 病于 35~50 岁，女性患者约 3 倍于同龄男性，呈全球性分布，我国类风湿关节炎的患病率在 0.32%~0.36%。

1. 危险因素

类风湿关节炎的病因目前尚不明确，但普遍认为本病可能由遗传因素和 环境因素共同引发。研究表明，在具有遗传易感性的类风湿关节炎患者中，细菌或病毒感 染可促发疾病发展。寒冷、潮湿是诱发类风湿关节炎的重要因素。免疫紊乱是类风湿关节炎的主要 发病机制。

2. 临床表现

类风湿关节炎的临床个体差异较大，从短暂、轻微的少关节炎到急剧、进行性多关节炎及全身性血管炎表现，常伴有晨僵。多以缓慢隐匿的方式起病，在出现明显关节症状前可有数周的低热，少数患者可有高热、乏力、全身不适、体重下降等症状，以后逐渐出现典型的关节症状。少数急剧起病，在数天内出现多个关节症状。

（1）关节症状：主要有晨僵、关节痛及压痛（最常见于腕、掌指、近端指节关节）、关节肿、关节畸形及关节功能障碍等。

（2）关节外症状：类风湿关节炎除涉及关节病变外，还可涉及关节外病变，其主要的关节外表现有类风湿结节、类风湿血管炎、神经受压、贫血、干燥综合征、肺结节样改变、心包炎等。

（二）康复评定

1. 关节功能评定

包括关节活动范围评定、脊柱活动度功能评定。

2. 肌力评定

主要是手部肌力评定，多采用握力计法，因手的小关节畸形，可改用血压计法测定握力。以同样的方式可测出手指捏力和夹力。

3. 疼痛的评定

包括目测类比法、简化 McGill 疼痛问卷和压力测痛法等疼痛评定。除上述方法外还有为类风湿关节炎设计的 Ritchie 关节指数：通过对指定关节进行触诊，视其产生的反应对每一关节评分。将各关节评分合计即为 Ritchie 关节指数。积分减少代表症状的改善。

4. 功能障碍及其严重程度的评定

包括日常生活活动能力评定、功能独立性评定。

（三）康复治疗与指导

1. 康复治疗

类风湿关节炎的康复治疗目标是减轻疼痛、抑制炎症、防止骨、软骨的破坏，改善关节功能。

（1）急性期康复治疗：治疗目的是减轻临床症状和改善患者的生活质量。该期康复治疗包括：卧床休息、夹板治疗、药物治疗及轻微运动。

（2）亚急性期康复治疗：此期患者关节炎症状基本稳定，治疗目的是防止疾病加剧及纠正畸形。具体包括：①适度休息和运动：患者仍需卧床休息，但时间应尽量减少；②治疗改善患者日常生活自理能力：鼓励其尽量完成日常生活活动训练，如进食、脱衣等，必要时可改装某些生活器具，以达到自理；③矫形器的应用：轮椅、夹板、拐杖等的应用能减轻关节畸形发展，缓解疼痛，消肿，防止因关节不稳定而进一步受损。

（3）慢性期康复治疗：在关节炎急性期，若没有采取预防措施，大多数患者会出现关节和肢体的挛缩，因此，此期的重点是采用物理治疗及中医治疗缓解肌肉的痉挛和疼痛，并改善关节及周围组织的血液循环，尽可能增加关节活动范围和肌张力、耐力及身体的协调平衡能力。

2. 康复指导

康复指导的具体要求有以下 4 点：①提供科学的护理和协助锻炼的方法；②鼓励职业康复训练；③加强心理支持；④定期随访指导。

三、骨关节病

（一）概述

骨关节病即骨关节炎，是一种以关节软骨损害为主，并累及整个关节组织的最常见的关节疾病，最终发生关节软骨退变、纤维化、断裂、溃疡及整个关节损害。患病率和年龄、性别、民族及其地理因素有关。

1. 危险因素

骨关节病是一种中老年人的常见病、多发病。病因复杂，常与高龄、性别、遗传、职业、肥胖、气候、饮食、免疫、过度负重、创伤等因素有关。

2. 临床表现

一般起病隐匿，进展缓慢。主要临床表现有：①疼痛；②晨僵和黏着感；③活动受限；④压痛和被动牵拉痛；⑤关节摩擦感；⑥关节肿胀及畸形。

(二) 康复评定

康复评定是为了判断疾病的进程及预后，进而制定出切实可行的康复治疗方案。主要包括：①临床表现评估；②影响检查评估；③关节功能评定，如关节活动度评定；④肌功能评定如肌力评定、肌张力评定、神经肌电图检查；⑤下肢功能评定，如步态分析；⑥综合活动能力评定，如日常生活活动能力评定、功能独立性评定。

(三) 康复治疗与指导

1. 康复治疗

骨关节病的康复目标为缓解疼痛、消炎退肿、保持肌力及关节功能和预防畸形。主要治疗措施包括以下 6 项。

(1) 一般处理：对于初次就诊不严重的患者，首先进行疾病知识教育，建议适量运动，如适量地骑车、游泳、平地步行等，避免剧烈、长时程运动。

(2) 物理治疗：包括热疗法、冷疗、电刺激、中医传统疗法等。

(3) 运动治疗：包括关节功能训练、肌力训练、有氧运动。

(4) 药物治疗：非甾体抗炎药、糖皮质激素、关节保护药。

(5) 康复工程：支具、辅助装置、适应性工具。

(6) 手术治疗：对于非手术治疗效果不佳或严重关节功能障碍的患者可以行手术治疗。

2. 康复指导

对于骨关节病患者的康复指导主要有以下 4 点：①注意保暖，避免寒冷刺激，可进行热敷、揉捏；②增强信心、保持良好的心态，避免不良刺激；③控制体重，补充钙及多种维生素；④适当进行有氧运动，避免长期卧床。

第九章　循证医学在全科医疗中的应用

第一节　循证医学概述

一、循证医学定义及产生背景

（一）循证医学定义

循证医学是目前最好的医疗实践模式，强调无论是制定个体诊疗决策还是重要的卫生决策都应该建立在科学的研究证据之上。循证医学创始人大卫·L. 萨基特（David L. Sackett）教授这样诠释循证医学："慎重、准确、明智地应用当前最佳证据，结合临床医生的专业知识和经验，考虑患者的价值观（关注、期望、需求），将三者完美结合，制定出患者的诊治决策。"循证医学的实践包括3个要素：患者、医生和证据。精髓是遵循证据，核心是最佳证据，理念是以患者为中心。循证医学实践要求医生在常规接诊患者基础上，提出临床问题并进行科学文献检索和评价，最有效地应用证据，并结合患者实际情况，最终用最佳诊断手段、治疗方法和预后估计来诊治患者。循证医学使医学实践中有效的防治措施得以实施，有效利用医疗资源并提高医疗服务质量和效益，促进科学化卫生管理及决策，已经成为现代医务工作者必须掌握的学科之一。

（二）循证医学产生背景及发展

传统医学以动物实验结果为主要依据，解释疾病发生的病理生理机制和生化检测指标等；根据医生的经验或病理生理机制等来处理患者，并用生化指标评价临床疗效。传统医学模式下患者并不参与诊疗方案的选择，是医生为主体的医学模式。20世纪上半叶，随着临床实验兴起，人们逐步认识到动物实验不能代替人体实验，生化指标不能完全代替病人的临床结果及生活质量。传统医学模式使理论上推断可能有效而实际无效、甚至有害的方法长期广泛应用。反之，一些有效的方法却难以推广。20世纪80年代初，随着流行病学和医学统计学与临床医学的有机结合，使循证医学的产生成为可能。1987年，英国内科医生科克伦（Cochrane）对长达20年以上妊娠和分娩后随访的大样本随机对照的试验结果进行系统评价，获得了令人信服的结论。这些研究"成为临床研究和医疗保健评估方面的一个里程碑"。1992年，大卫·L.萨基特教授及其同事正式提出"循证医学"概念并成立"英国科克伦中心"，普及了医学文献严格评价的原理，并培养了一批循证医学专家。之后，结构式文摘二次文献数据库及科克伦协作网的建立，进一步有力促进了医学模式的转变。

目前，中国的循证医学尚处于起步阶段。随着我国疾病谱的改变，生活水平的提高和医学的进步，人们对医疗保健的需求已由单纯地治疗疾病向改善疾病和提高生活质量转化。为了提高医疗服务质量、规范医疗行为、合理利用卫生资源，我国迫切需要转变旧的医疗模式。因此，我国从20世纪80年代起，先后在上海医科大学和华西医科大学分别建立了临床流行病培训中心。2000年11月，广东省循证医学科技中心成立。循证医学的兴起和发展是对传统医学的发展与创新，不是对传统医学的否定和完全取代，而是互相依存、互相补充、共同发展。

二、循证医学实践的基础

（一）高素质、高水平的临床医生

高素质的临床医生是实践循证医学的必要条件。随着生物-心理-社会医学模式的发展，一名优秀临床医生的能力不能只体现在会看病、会做手术、能治好病，而是体现在认知水平、分析能力、判断能力等综合能力上，同时要求具备良好的心理素质、高超的专业技能、崇高的职业道德以及必要的人文科学知识。

一名高水平的临床医生，首先要具有坚实的临床医学理论知识和基本技能。知识面广、博学多才，就容易做到触类旁通。在面对不同患者时，可以因人而异提出自己的想法，同时查询与此相关的临床证据，评价研究证据的真实性和实用性，最后形成解决问题的策略和方案。其次，临床医生还需要更新和丰富自身的知识。在临床实践过程中，能够随时发现问题，在临床工作中总结和积累经验，结合上级医生的指导，将证据和经验进行有机的结合产生优质的诊治决策，不断提高自己的临床诊疗水平。这些都要求临床医生应该系统掌握临床流行病学、卫生统计学、卫生经济学等；熟练掌握循证医学的基本原理和方法；具备计算机资料检索、查询等应用方法；同时具有一定的外语水平，才更有利于实践循证医学。

（二）最佳的研究证据

最佳证据是实践循证医学的依据。医生根据最佳证据并结合患者的实际情况才能做出最佳诊治决策。它是指针对具体的临床问题，运用严格的方法和标准对研究结果进行评价，最终获得的真实、可靠、最新、进行了量化分级的和实用的研究成果或证据。最佳证据可以提高临床工作的质量，减少诊疗过程中的危害，降低诊疗成本；也可以明确对患者可能是无效甚至是有害的低质量的证据。

（三）患者的意愿和价值观

患者的参与是实践循证医学的基础。单有最新最佳的研究证据尚不足以形成临床决策，还要权衡所选方案的利益和风险、考虑其成本效果、实用性以及患者的意愿和价值观。随着社会、经济的发展，患者从医疗行为中的从属听命于医生安排的角色已经转化为临床决策的参与者，他们的价值观和对临床结果的期盼值是临床决策的重要影响因素。最佳决策的应用一定先要取得患者的合作，如配合诊疗措施的实施、治疗效果的如实反映等；还要在临床诊治过程中，充分尊重患者对治疗方案的知情权和选择权，经过平等的商量合作，患者的依从性将大大提高，达到最佳效果。

（四）医疗条件的保证

医疗条件是实践循证医学的重要保障。当医疗环境条件无法满足保证时，即使某一最佳措施和方法对某一疾病的诊断或疗效已经得到肯定，但由于在有限的医疗条件下无法顺利实施，其所期望的效果自然难以实现。不同级别医院在设备条件等方面往往存在较大差别，因此，不同发展水平的国家和地区应该制定符合国情的诊疗标准。一般来说，高水平的诊疗设备，一些必要的硬件设施如计算机网络、循证电子资源、专业数据库、图书馆等都是实践循证医学必不可少的条件。

三、循证医学实践的目的及意义

循证医学实践的目的就是为了更好地将优质证据用于解决临床医疗实践中的难题，从而促进临床医学的发展，培养高素质的临床医务人员，提高医疗质量。具体内容如下。

（一）帮助医生建议基于证据的科学决策

如果主要依靠临床医生的经验对患者建立治疗决策，这样不能保证治疗方法的真实性和最新性，因而无法保证获得最佳诊疗效果。循证医学是以当前最新、最真实的最佳证据为依据，结合医生的专业知识和经验，同时考虑病人的利益和选择，通过提出问题、证据检索、证据评价、证据应用等产生诊疗决策。它通过促进临床医疗决策科学化，避免乱医乱治，避免浪费医疗卫生资源，从而促进临床医学和医疗卫生事业的健康发展。

（二）有助于促进临床医生的学习和实践活动

受实际工作条件及社会因素的影响，临床医生难以经常性地学习医学新知识，提高自己的业务水平。循证医学科学化的决策方案中包括了许多临床和有关方法学的知识，包括临床流行病学、循证医学、卫生统计学、计算机应用及信息学等。这些知识要求医务人员必须终身自我继续教育，不断丰富和更新知识，如果不能及时跟进，就会成为临床医学队伍的落伍者。因此，通过循证医学的学习，将促使临床医生在处理具体医疗问题的过程中不断学习和了解医学新进展，逐步适应新型诊治模式，从而促进临床医生学术水平和业务素质的提高。

（三）有助于患者参与医疗过程

循证医学除考虑证据及医生经验外，还要充分考虑患者的知情权和选择权，要求医务人员必须正确地收集病史、体格检查和辅助检查，掌握患者的真实情况才能发现临床问题，让患者在知情的条件下结合自己的实际状况做出最有利的选择，这样在获得最佳疗效同时可以保障自身利益最大化。

（四）有助于提高疾病的治疗水平

循证医学基于临床中的实际问题，遵循证据做出科学决策，而且关注后效评价。在实践的整个过程中都贯穿了科学思想，充分考虑诊治措施的有效性、安全性和适用性，提供医疗实践中可靠的科学信息，因此必将提高疾病的诊治水平，并且有利于卫生政策决策的科学化。

第二节　循证医学常用的方法和实施步骤

一、循证医学常用的方法

临床实践中，为解决临床问题医生往往需要短时间内了解某一专题的研究概况和发展方向。而针对同一问题，不同研究的方法、对象、条件等均可能不同，结果也各抒己见，采纳者难以辨清真伪。即便文献综述对某一专题在一段时间内的文献资料进行归纳总结，能较全面地反映某一专题的概况及发展动向，但由于受作者观点影响，且缺乏统一检索方法，其所得结论往往存在较大偏倚，结论不完整，甚至错误。

系统评价又称系统综述，属于回顾性、观察性的二次研究，是一种全新的高质量文献综合评价方法。实施原则：结果是否真实、是否有临床价值、是否有实用性。它针对某一临床问题（如诊断、治疗、预防、预后等），全面系统地收集所有可能找到的已发表或未发表的具有相同研究目的的临床研究结果，采用统一科学的循证医学质量评价标准严格评价文献，筛选出符合质量标准的高质量文献，进行定性或定量统计合成分析，最终得出真实可靠的结论并不断再评价。系统评价提供尽可能减少偏倚和接近真实的最佳循证科学依据以指导临床医生的临床实践和卫生决策。

系统评价包括两个分类：①定性系统分析，即对于原始研究的结果进行综合总结并描述的过程；②定量系统评价，通过 Meta 分析或称荟萃分析对原始研究进行统计学处理，分析评价其合并效应量的定量合成过程。20 世纪 80 年代之后，Meta 分析逐步被引入临床随机对照试验，取得一大批成果并作为循证医学可靠证据。目前，临床系统评价最常用于病因/危险因素研究、诊断性试验研究、防治性研究和病人成本—效益研究等的 Meta 分析，尤其是防治性研究，以评价某种干预措施是否真正安全有效、利弊及可行性关系等。

二、循证医学的实施步骤

通常把开展循证医学临床实践称为循证医疗。循证医疗是指面对具体临床问题时，将循证医学 3 要素结合起来，获得最佳解决方案和临床效果的过程。循证医学为临床医生解决疾病病因、诊断、治疗、不良反应及预后等方面的临床问题提供正确的逻辑思维形式，以便快速获取信息。临床医生实践循证医疗分为以下5 个步骤。

（一）在临床医疗实践中发现和提出问题

循证医疗第一步就是提出可以回答的临床问题。这是寻找证据的前提，也是关键所在。因此，确定一个来自病人的具体问题，并转换为一个可以回答的问题形式非常重要。临床问题往往来源于临床医生在实践中的最常见、最重要、最亟待解决和医患最感兴趣的问题，包括病因、临床表现、鉴别诊断、诊断性试验、治疗、预后和预防各方面可靠的第一手资料。例如，各种临床表现对疾病的确诊意义如何？如何选择疾病的早期诊断指标？如何选择利大于弊的有价值的治疗方案？这些临床问题大致可概括为背景问题和前景问题两种类型：①背景问题，是关于疾病的一般临床问题，涉及人体健康和疾病的生物、心理及社会因素等方面，是关于健康和疾病的相关常识性问题，如"我患的是什么病？""为什么会患这种病？""糖尿病的诊断标准是什么？""类风湿关节炎的临床表现有哪些？"；②前景问题，是特殊的临床问题，这是临床医生在充分掌握病人的病史、体征、检查资料之后，通过临床分析，从专业角度针对处理的病人而提出的特殊问题，涉及与治疗有关的病人的生物、心理及社会因素等方面。例如，一位 45 岁有直肠癌家族史的糖尿病患者，是否适合长期使用甘精胰岛素进行降糖治疗？在构建一个具体的特殊临床问题（前景问题）时，通常可采用国际上常用的 PICO 格式，同时应明确该问题的问题类型和所属的研究类型。

P（patient or population）：何种疾病或患病人群，应包括病人的诊断及分类，属于哪类疾病？存在何种特殊问题？如何来描述和该病人类似的一类病人？这些问题不解决势必影响对病人的正确处理。如对一个脑血管意外患者，"是缺血性脑卒中还是出血性脑卒中？"就是很重要的问题，如果不能确定就无法对其进行正确的治疗。

I（intervention or exposure）：干预措施，即对患者实施一种干预或暴露因素等。例如，对于频发尿路感染的患者，预防性长期小剂量地使用抗生素是否能预防复发？又如，在制订系统性红斑狼疮复发患者的治疗措施时，必须明确其相关的病因，"近期有无妊娠？""有无自行停用激素或免疫抑制药？""有无应激因素？""有无过度疲劳、情绪紧张的影响？"，等等，都可能影响治疗方案的选择及治疗效果。

C（comparison）：对比因素，干预措施的选择和比较（如果涉及对比时采用）。一般是某种干预措施与安慰剂或其他干预措施对照。如治疗某种疾病的两种药物之间比较，或分别选择一种与安慰剂对比。又如，包裹性胸腔积液采用手术或穿刺引流，不仅要根据疾病情况（有无伴发疾病）解决关键问题，还要将两种措施的利与弊分列出来，结合病人的经济条件进行比较，进一步与家属沟通，做出决策。但并不一定每个临床问题都需要对比。

O（outcome）：干预的最后结局，与患者相关联的结果事件。我期望得到什么样的结果？如症状体征的改善、不良反应减少、生存率提高、死亡率降低、致残率下降及并发症减少等，这是作为追求最佳结局所感兴趣的问题'使用不同的结局指标，所能找出的问题也不同。

总之，构建临床问题时要与实践密切相关，问题简洁便于找到答案。要重视从病人角度提出问题，并选择需优先回答的问题，如危及病人生命安全的问题是和我们临床工作关系最大的问题等。另外，提出的问题范围不可太宽，亦不可太窄，应从实际的资源、条件、可行性、临床应用价值、结果的科学性等方面来考虑。不同的问题选择不同的研究设计类型，以制定最合适的检索策略。构建临床问题同其他临床实践技能一样，需多思考、勤实践。

（二）检索回答临床问题的最佳证据

证据是循证医学的基石，其核心是质量。如何获得最佳证据是临床医生实施循证医疗的关键。最佳证据源于以病人为中心且在实践中不断被更新的临床研究，主要包括对疾病病因、诊断、预防、治疗、康复、预后、成本效益等方面的研究。研究设计不同得到的证据强度亦不同。临床医生首先要弄清楚提出的临床问题涉及治疗、诊断、预后或是其他哪些方面的问题，其次要了解相关方面证据的研究设计有哪些，所提供的证据等级有何不同。

1. 临床研究

证据的分类通常按研究方法、研究问题、用户需要和获得渠道共分为4类。其中常用的按研究方法可分为研究证据和非研究证据（专家意见、个人经验等），研究证据进一步分为原始研究证据（包括观察性研究，如队列研究、病例对照研究、横断面调查等，试验性研究，如随机对照试验交叉试验、前后对照试验等）和二次研究证据（系统评价、Meta 分析、实践指南、决策分析、卫生技术评估、实践参数等)。

2. 选择检索资源及确定检索策略

熟悉并掌握文献信息检索技巧，全面收集对诊治最有价值的依据是一名临床医生在循证医疗中应具备的基本技能。可采用手工检索和（或）计算机检索，通过图书馆、杂志、数据库、网络等资源，或利用目前最简单和经济的网上搜索引擎等进行查询。

（三）评价证据的真实性、重要性、适用性

评价证据是循证医疗的关键步骤之一。为避免盲目接受和运用来源复杂、质量良莠不齐的研究信息，全科医生应采用临床流行病学及循证医学质量评价的标准，根据不同临床研究类型，参考证据分级标准，从证据的真实性、重要性、适用性方面做出科学的评价，结合病人具体情况找出最佳证据，得出确切结论以指导临床决策。

1. 初筛证据的真实性和相关性，以决定是否精读

如果文章的研究条件与实际医疗环境相似，结果真实可行，且文章来源于经同行专家评审的高质量杂志，则具有一定的真实性，可精读；反之，停止阅读。如果文章提供的信息是临床常见、医患共同关心或亟待解决的问题，结果涉及的诊治措施可行，则具有良好的相关性，可精读；反之，停止阅读。

2. 确定研究证据的类型及分级

通过阅读摘要和前言确定该研究的目的及要解决的临床问题。不同的临床问题研究设计方案不同，不同的研究设计产生证据级别也不同。

循证医学问世以来，其证据质量先后经历了"老五级""新五级""新九级"和"GRADE" 4 个阶段。目前，被国际上广泛接受和使用的证据等级划分标准主要来自牛津大学循证医学中心在 2001 年制定的证据等级标准（证据水平分为 5 级，推荐建议分为 A、B、C、D 4 级，具体分级可参考相关教材）以及在 2004 年推出的将各个分级标准综合而形成的 G-E 标准（分为高、中、低、极低 4 个等

级；推荐建议只分为"强""弱"两级）。"GRADE"标准简明易用，适用范围广。它代表了当前对研究证据进行分类分级的国际最高水平。

3. 根据研究类型从 3 方面综合评价研究证据考虑其价值

（1）研究证据的内在真实性：这是核心。包括：①研究设计方法是否科学、完善、可行？②研究对象有无人选和排除标准、样本量大小、代表性、可比性如何？③终点指标、观测指标的敏感性和特异性，有无测量偏差？④统计分析是否正确？针对可能的偏倚是否采取了相应预防措施？是否采用了真实度高的评价系统？⑤结果与结论是否真实、可靠？如果一篇文献内在真实性有缺陷，则无需讨论其重要性和适用性。

（2）研究证据的临床重要性：是指具有"真实性"的研究结果本身是否具有临床价值。评价其临床价值主要根据不同的研究类型采用不同的客观指标来考核。例如，治疗性研究可采用相对危险度降低率、绝对危险度降低率等判断某种治疗措施的净效应及其临床价值。旨在阐明某一治疗措施临床效果如何？安全性、可行性、成本－效果、效益、效用分析如何？

（3）研究证据的外在真实性（适用性）：是指具有"真实性"和"重要性"的研究结果或结论在不同人群（如性别、年龄、诊治、种族等）、不同时间（如病程、病情等）、不同地点（医疗机构）和不同条件（医疗水平、医生的选择及患者的主观因素）下针对具体病例的推广应用价值。例如，大型临床试验证实口服阿司匹林可显著降低急性心肌梗死患者发生心肌梗死后 35 天的病死率，减少非致命再梗死。阿司匹林在世界范围内的广泛使用使心肌梗死临床治疗水平大大提高。而心肌梗死患者有消化道溃疡合并大出血史，能否长期使用阿司匹林需要仔细权衡利弊，不能盲从。

（四）应用既得证据，指导临床决策

通过评价，如果收集到的证据真实可靠并具有临床意义时，下一步就应考虑该证据是否适用于现实中具体的患者。应比较具体患者与研究证据中纳入的患者在社会人口学特征、病理生理特点等方面是否相似？研究中干预措施的可行性如何？是否受到条件（本医院技术条件，治疗、监测和随访的费用，观念等）限制？权衡所采取的干预措施对具体 患者的影响，是利大于弊，还是弊大于利？成本－效益如何？充分考虑患者的价值观及对疗效的期望，并将这些信息整合后再与患者或家属共同制定出临床决策以指导临床实践。

系统评价，特别是协作网中心所做的系统评价，其真实性可靠，有权威性，为临床选择的“金标准”。高质量的临床指南则更适合专业素质不高的全科医生使用。

（五）后效评价

经过科学评价、得以肯定的最佳证据可直接并尽快用来指导临床工作。但尚需对这一医疗决策的应用效果进行追踪和再评价。需要思考在医疗实践中所构建的临床问题是否得到了准确的解答？该医疗决策实施后的效果和效益如何？有何不足和需要完善的证据？从而总结经验教训。对于无效或有害的证据应立即停止使用；对于尚无定论的证据，可以追踪作为进一步研究的信息。从而不断提高自己的临床技能和水平，改进医疗服务质量和效率。

第十章 全科医疗中的医患关系与沟通

医疗卫生改革以来，全科医疗取得了令人瞩目的发展，社区医疗设施的完善、技术水平的提高，全科医务人员队伍的壮大以及预防保健知识的宣教，得到了社会的广泛认可。现代医学模式即生物-心理-社会医学模式要求医护人员在全科医疗活动中，把病人的生理、心理与社会环境看作有机联系的整体，建立良好的医患关系。我们也清醒地看到由于社会分工的不同，医疗活动中医患角色的信息不对称，特别在医学知识的拥有上优劣势明显，同时社会文化背景不同的患者对医疗活动的理解和医疗服务的需求也存在差异，使得目前搞好医患关系已成为构建和谐全科医疗环境的一个重要内容。全科医疗的诊疗过程，有大半的时间都在交流，医患交流不仅是一种信息交流，也是一种情感传递和行为调节，是建立良好医患关系的重要基础和手段。

第一节 全科医疗中的医患关系

一、医患关系的定义及特征

（一）医患关系的定义

医患关系是医务人员与患者在医疗过程中产生的特定医治关系，是医疗人际关系中的关键。广义的医患关系，"医"不仅指医生，还包括护士、医技人员、后勤人员等。"患"也不仅单指患者，还包括他们的亲属、律师及造成身体损害的肇事方等。医生与患者之间的关系是医患关系的核心。

患者是医学研究和医疗服务的直接对象，是指有健康问题而需要医务人员帮助的社会成员。从 20 世纪 60—70 年代开始，在英、美等发达国家开始了一种新的医学形式，这种医学将生物医学、行为科学和社会科学的成果融为一体，不强调分科，而关注心理、社会因素对人体疾病与健康的影响，除了治疗疾病外，还关注疾病的预防、病后的康复及病人的家庭乃至社区的健康问题。所以在许多国家便将这种医学称为家庭医学，而从事这种医学工作的医生，则称为家庭医生，即全科医生。随着我国经济的发展，人民生活水平的提高，民众对医疗卫生服务的需求也明显高涨，因而非常需要这种以关怀、照顾人的疾病和健康为主旨的全科医生。全科医学为病人、为家庭、为社区提供可亲的、可及的、全面的、贯彻始终的医学服务，其本质是"以人为本"全科医学精髓的体现。

（二）医患关系的特征

1. 医患关系的特征

美国功能学派社会学家塔尔科特·帕森斯和福克斯认为医患关系和父母与子女的关系有相似性，故此他们将医患关系的特征归纳为以下 4 点。

（1）支持：包括使自己可以被患者利用，并且尽力为处于依赖状态的患者提高所需要的保健照顾。在医患关系中，医生变成了在患者生病期间依靠的支柱。

（2）宽容：在医患关系中，患者被允许有某种方式的行为举止，而这些举止在正常情况下是不允许的。患者的某些行为和举止之所以得到宽容是因为生病期间患者对他的疾病不负责任，只要他继续承担患者角色并承担希望和尽力恢复健康的义务。

（3）巧妙地利用奖励：为了在获得患者的服从时提供另外的支持，医生要建立并巧妙地利用奖励。通过控制患者非常重视的奖励，就可以增加医生的权威和患者的依赖性。

（4）拒绝互惠：在医患关系中，尽管医生给病人以支持，并且比较宽容患者的偏离常规的行为，但医生通过在人际反应中保持一定的距离来保证医患关系的不对称性。也就是说，医生了解患者的真实感情，但不以允许患者了解自己的真实感情作为回报。

2. 医患关系的性质

医患关系既是一种人际关系，也是一种历史关系。医患之间建立 的人际关系在社会发展的不同历史时期，所呈现于人们的及人们对其性质的认定是不一样的。从最初服务于氏族部落的巫医，到具有独立行医能力的职业者，再到失去部分独立性 而成医院、承担社会功能之一部分的职业群体。医患关系两者相互依存、密不可分、辩证 统一，贯穿于医学发展和医疗实践的全过程。患者必须信任与支持医生的诊疗与判断能力，而医生则要能 够倾听患者的意见且用心看诊，两者具备才能够组成一个良好的医患关系。

二、医患关系模式及影响因素

（一）医患关系模式

医患关系模式是医学模式在人际关系中的具体体现。

1. 主动—被动型

也称医生权威式模式。这是一种医生处于主动的主导地位，患者置 于被动地位的模式，也是长期占主导地位的传统医患关系模式。在这种模式中，医生是家 长，患者是婴儿，医生具有绝对的权威，而患者只能被动服从，根本没用互动和参与。目 前，这种模式常用于手术、麻醉、昏迷、某些精神疾病、智力严重低下等状态或疾病。

2. 指导—合作型

这种模式医患之间有互动的关系，一方指导，另一方配合，但这种 模式的互动非常有限。全科医疗实践即是按照这个模式，在临床实践活动中，医生的作用 占优势，医生告诉患者做什么，同时又有限度地调动患者的主动性，患者的依从性很高。在这个模式中，医生是主角，患者是配角，很像父母与青少年。目前临床上的医患关系多 属于此种模式。

3. 共同参与型

这是一种以平等关系为基础的医患关系模式，双方有近似的同等权利，从事于双方都满意的活动，这种模式的特点是医生与患者讨论怎么做。在临床实践中强调医生和患者都处于平等的地位，医生帮助、教育和指导，患者自助、参与和配合，是一种相互依存，相互需要和相互作用的关系，过去在大多数慢性疾病中可以见到这种关系，这种模式符合新医学观的要求，也是全科医疗服务中最应该推荐和常见的医患关系模式。

（二）医患关系的影响因素

医患双方的关系是建立在一定的社会、文化、经济、伦理道德和宗教信仰基础之上的，因而这些因素直接影响着医患关系。全科医疗中的医患关系是来自更基层的医患关系，也受到这些因素的影响，介绍如下。

1. 非医疗因素

（1）社会因素：是医患关系现状的根本，是医、患之幕后因素。主要有：①医院的公益性下降，医院不得不关注经济效益；②社会整体诚信危机，舆论导向归责为医方医德滑坡，医疗行业整体形象在公众中下降，忽略医务人员正面主流形象；③由于医保覆盖程度及支付比例有限、医疗费用上涨等原因，对患方形成较大经济负担。

（2）医疗管理水平：目前的医患矛盾或者纠纷，约90%都来自非治疗因素，其中管理方面的问题占的比重非常大。多数病人认为医疗属于服务行业，就应该提供像星级酒店一样的服务，他们非常重视服务流程、规范化服务等方面。在医疗中如果着力改造医院作业流程，为病人提供便捷周到的医疗服务，切实解决"看病难"问题，医患关系会有明显的改善。另外，规范化服务也是非常重要的，在这个问题中，患者最重视的是服务态度，对患者的尊重和态度在很大程度上可以赢得患者的信任，也会使患者尊重医务人员。

（3）非医疗人员的培训：非医疗人员对医患关系有着直接的影响，这种影响甚至大于医疗人员。他们虽然不直接提供医疗服务，但非医疗人员尤其是窗口人员在医疗过程中与患者有着紧密的接触。医院应当高度重视对非医疗人员素质及专业技能的培训，开展以规范化操作训练为内容的岗前培训和继续教育，提升服务水平。

（4）严格费用管理：医疗过程中应当通过规范医疗行为切实降低医疗费用。必须严格 执行物价政策，实行单病种限价，禁止开大处方，坚持抗生素分级使用，建立药品超常预警制度，同时坚决取缔开单提成。此外，医院还应向患者公开收费项目和标准，向患者提供及时的费用查询服务，同时及时处理患者费用问题的投诉。

（5）改进医患沟通：患者医学知识缺乏，导致普遍存在对医疗服务期望值过高的现象，对于不良的疾病预后难以接受。患者的维权意识增强，职业"医闹"迎合了患方预后欠佳 时希望得到补偿的心理，却使得医方加剧了对患者的提防，医患之间隔阂加深。医患交流不到位，医患间对疾病本身及预后没有达成共识。做好医患沟通需要在全科医疗就诊过程 中向患者提供融合精神、文化、情感内容的人文关怀，重视对医务人员人际交流技巧的培训，缩小认知差异，充分了解患者的心理状态以及情感需求，通过适宜、准确的语言避免医患在理解上的误解，在医患之间建立起信赖关系。

2. 医疗因素

医学科学与技术的发展要求经常培训医务人员，与时俱进新医学观念和 医学知识，引进先进医疗技术与先进的医疗设备等。医学生培养过程中忽略了人文素质教育，体现在医患接触中缺乏应该给予患者的尊重、同情和关爱，导致患者就医体验欠佳。

三、良好医患关系的作用

每个患者在就诊过程中都希望被尊重，希望医务人员能倾听他们的疾病心声，希望和医务人员有充分的交流，希望能参与到自己疾病的治疗全过程中。因此，良好的医患关系有以下两种作用。

（一）协调作用

医患关系的协调作用体现在两个方面：其一，协调情感，即可以使患者心理的满意度提高；其二，协调行为，即使患者与医生互动，自动调节自己的行为，这样也可以提高医生自身职业的满意度。现今医患关系不协调的例子很多，医患之间的误会、矛盾比比皆是。一旦通过交流沟通，形成良好的医患关系，那么误会、矛盾就会逐渐消失，患者心情愉快，医患增进了解，起到提高患者的主观能动性、自我保健意识，调整患者自我保健行为的作用，医患之间的互相尊重和配合会大大增强，这样和谐的医患关系也将使疾病的治愈率大大提高，总体医疗服务质量也会提高。

（二）形成良好社会环境的作用

人的社会心理正是在同他人进行人际沟通过程中逐渐形成和发展起来的。个人对群体、群体对个人都有相互影响，同时产生一定的心理效应。如一些媒体的负面医患关系或者纠纷个案报道，会影响群体的心理状况，社会舆论的导向有时不利于医患关系的发展。但是全科医生是居民健康的"守门人"，如果全科医生和该社区居民逐渐形成良好的医患关系，会增强医生的社会价值与威望，会让更多的人尊重医生，会形成良好的社会环境，对维护社会和谐稳定有非常重要的作用。

四、建立良好的医患关系对全科医疗的重要性

全科医学的基本信念与全科医疗的基本特点决定了全科医生与病人及其家庭成员之间必须建立良好的医患关系，否则将在社区无法工作。

（一）是构建和谐全科医疗医患关系的重要前提

医患关系的协调与否直接影响着整个全科医疗卫生实践活动的开展与良性运转，和谐的医患关系是提高医患双方满意度、促进相互间理解的重要前提。全科医疗中有大量的慢性病病人需要得到全科医生长期的、稳定的、亲友式的照顾，这种照顾甚至伴随病人终身，这就需要有良好的医患关系为基础，否则不能维持。

（二）是提高全科医疗服务质量的有力保障

良好的医患关系是全科医生获取患者全面信息的基础，患者能否准确地传达信息，医生能否准确地接收信息，这将直接影响到病史采集的全面性和准确性，从而决定诊断的及时性与准确性。同时，良好的医患关系，增加患者对全科医生的信任度，积极配合各种治疗活动，有利于疾病的康复。

（三）是减少医患纠纷的有效途径

医疗过程需要除医护之间的合作外，更重要的是需要病人及家属的密切配合。因此，医生要及时有效的加强与患者之间的沟通，取得患者及家属的理解和配合，这样才能有效地防止和避免医疗纠纷的发生。

（四）保障全科医生对病人实施个性化服务

病人是一个需要得到治疗、关心、尊重和信任的人，全科医生除了关心其疾病之外，还要关心其个体的心理、社会等因素，实施个性化医疗服务。

（五）保障全科医生提供综合性、连续性、协调性保健服务

这样的服务不分诊疗和预防，能充分协调各种资源，大大提高全科医生的基层作用。

第二节 全科医疗中的医患沟通

一、医患沟通的目的和原则

(一) 全科医疗中医患沟通的目的

医患沟通的目的是满足医患关系、医疗目的以及医疗服务情景的需要，是特定的人际交流。其重在医生医疗信息的传递和患者对信息的理解，由于文化、职业、知识等方面，特别在医学的理解和相关知识的拥有上优劣势明显不同，导致不同的患者对医疗活动的理解和医疗服务的需求存在差异，正是这些优劣势和需求差异影响了医患沟通。这就要求医患沟通时医务人员及时了解患者的需求及对医疗服务的期望，及时去传递医疗信息、表达清晰、交流意见。通过良好的沟通以便于给患者提供急需、适宜的医疗和相关服务。全科医疗中的医患沟通是医务人员在诊疗过程中与患者及家属就其疾病、诊疗、健康及相关因素进行的交流，其具体目的有以下4点。

1. 进行临床诊疗的需要

疾病的诊断是医护人员通过病史采集和体格检查等过程，对患者疾病做出诊断。病史采集的可靠程度和体格检查的可信度对疾病诊断正确与否有重要的意义，而病史采集和体格检查的过程是医护人员与患者沟通和交流的过程；另外医患相互交流和沟通，使患者及家属了解治疗和康复中必要的注意事项，因此医患沟通是临床诊疗的需要。

2. 充分了解患者健康的危险因素

目前疾病谱发生改变，慢性非传染性疾病增加，这类疾病的病因呈多样化，疾病的发病机制、病理表现、临床治疗、临床预后等个体间相差很大。良好的医患沟通，能够建立有效的疾病管理方案，了解患者健康的危险因素，防治疾病。

3. 建立健康的生活行为方式

生物－心理－社会医学模式的建立和发展，体现了医学的社会性。随着医学发展的需要，临床医生对仪器的依赖性越来越大，但是医患沟通显得更为重要，良好的医患沟通能使患者接受医生的建议，建立健康的生活行为方式，可以降低相关疾病的发病率。

4. 改善医患关系，减少医疗纠纷的发生

沟通是医患关系的基础，患者在接受医疗技术过程中对医务人员的诊疗水平和语言、情感、行为表达的感受反映了医院的服务质量。医患相互交流不足和沟通不够，使患者对医疗服务内容和方式的理解与医护人员不一致，对医护人员信任感下降，对医院的满意度下降，这样影响了治疗的效果并且导致不必要的医疗纠纷。

（二）医患沟通的原则

1. 以病人为中心的原则

作为全科医生在沟通时首先要明确自己面对的对象是病人，一切以病人为中心，出发点应该是病人，表达观点或提出治疗建议时不应太武断或主观性太强，强调病人的参与性。

2. 坦诚、理性和换位原则

真实坦白地讲出你内心的感受、感情、想法，但不要夹杂太多感情色彩，不要责备、抱怨、攻击，恶语中伤可能直接导致沟通失败；一定要理性沟通，不理性只有争执，不可能有好结果。所以沟通不能够信口雌黄、口无遮拦，但也不是不说话，要平静的解释，等待转机，等患者情绪平复就容易沟通了。同时要换位思考，如果你是病人，你会是什么心理状态，你又希望医生如何对待你。

3. 平等和尊重原则

医患双方本应该是平等的，只有给予对方尊重才有沟通，若对方不尊重你，你也要适当的请求对方的尊重，否则很难沟通。全科医疗中有时确实难以沟通，在这种情况下要有足够的耐心和爱心，爱心是最伟大的治疗师，耐心是沟通成功的根本，任何急躁、烦躁、轻蔑等表情及话语都可能导致交流失败。

4. 依法和守德原则

全科医生的医疗服务必须是在《执业医师法》及《卫生法》等法律的约束下，同时要注意自己的职业道德，拒绝红包，保守病人的秘密等。

5. 共同参与原则

全科医疗服务更需要患者及其家属的参与，所以全科医生要把握共同参与的原则，调动病人积极性，主动参与到医疗过程中。

6. 个性化原则

全科医生要学会针对不同病人给予不同的个性化服务，不说不合时宜的话，一定要根据实际情况，把话语说得恰到好处。经常使用的技巧有倾听、情人、建立关系和说服等。

二、全科医生在应诊过程中的沟通技巧

良好的医患沟通使病人对医生产生信任感，增加了诊疗过程中医务人员作为疗效的作用，良好的医患沟通依赖于沟通技巧。沟通技巧包括语言沟通技巧、行为沟通技巧。

(一) 语言沟通技巧

沟通的主要形式是交谈，语言是我们进行交流的重要工具。在全科医疗的实践中，医务人员与患者之间时时进行着语言交流，但是医务人员怎样将语言表达中听、好听、恰如其分，就需要医务人员掌握一些基本的语言沟通技巧，这对改善医患关系、提高医疗服务的质量，具有较为重要的意义。

1. 见面交谈语言技巧

医患双方的交谈以打招呼开始，患者进入诊室，医务人员对年长者尊称老伯、老人家；对年幼者爱称小张、小赵等；招呼其坐下。这样可以消除病人的不

安，使患者觉得受到医务人员的尊重。由于全科医疗实践中全科医生与社区家庭建立的是长期、固定、亲密的服务关系，使得医患双方的交谈更容易在一个好的氛围下开始。

2. 交谈过程中的语言技巧

（1）寻找共同语言：医务人员在提供医疗服务时，要站在患者的角度，就可以发现共同关心的问题，就找到共同的语言。这样就拉近了与患者的距离，解除患者的紧张情绪。其次，站在患者及家属的角度考虑，就能理解患者的需要，只有理解患者的需要，医务人员才能提供患者满意的服务。因此医务人员尽可能地避免与患者意见不同。在交流时，最好先肯定患者的观点，然后陈述自己的观点，尽量避免双方语言的冲突。

（2）鼓励赞同的语言：交谈过程中，医务人员尽量表示赞同患者的语言，这有利于继续开展交流。在交谈过程中，要及时鼓励患者，增加患者的自信和勇气，避免批评与责难，使患者感受到医务人员对他的理解以及和他有同样的感受。

（3）通俗易懂的语言：全科医疗实践主要是在社区及基层，医务人员所面对的患者多是没有较多医学知识的人群，因此在医患交谈中尽量使用简单、通俗的语言，不要使用专业术语。有关医学知识问题，尽量用通俗易懂的语言解释，表达要简洁明确，容易让患者理解，这样患者及家属才能按照医生的要求去做。

（4）平和、同情的语言：在医患交谈中语调要尽量用平和、舒缓，不要使用尖刻、批评的语言，更不要使用蔑视、讽刺、挖苦的语言。在社区及基层卫生院大多患者文化程度不高，医务人员还要有耐心。如遇到患者的隐私问题，要尊重患者的隐私，并且使用亲切、同情的语调。语调反映医务人员的情绪和态度。平和、同情的语言在医患交谈中，能使患者感受到医务人员的亲切、和蔼以及爱心，增加患者对医务人员的信任感。

（5）自信的语言：在医患交谈过程中，医务人员的语言应该充满自信。如果医生与患者交谈其语言不自信、含糊其词，患者则会对医生的医疗技术水平表示怀疑，进而不信任。因为患者就诊时，由于受躯体上疾病痛苦的折磨，患者期望医生能帮助他解决躯体上疾病的痛苦，如果患者对医生极其失望，就会影响到医生对患者的治疗效果。因此医务人员在与患者交谈时，应该使用有自信的语言。

（6）避免暗示性及重复的语言：在医患交谈中医务人员要避免使用暗示性的语言；交谈的语言要有针对性，一次问一个问题，避免重复询问。

（二）行为沟通技巧

行为沟通也称非语言沟通，称之为"身体语言"，是另一种重要的沟通方式。指通过姿势、面部表情、动作行为等方式产生的沟通，可伴随着语言交谈而发生。在沟通信息中，如能准确理解行为沟通的意思表达，对医患双方都有重要价值。

1. 身体坐姿

医生坐姿轻松，上身微微向前倾听患者交谈或交谈中微微点头，使患者放松、消除紧张并且让其感受到医生的亲切和专注。身体姿势表达传递个体情绪状态，反映交谈双方的态度、交谈的愿望。在医患交谈过程中，一般都是面对面地交谈，因此医务人员应有正确的身体姿势，这有利于有效沟通。

2. 身体手势

在交谈过程中发挥手势语的作用，能更好地表达交谈的情感和生动地描绘表达事物的形象。手势语可以帮助医患之间传达比较复杂的情感，也可以通过手势语进行独立的思想交流。另外，在交谈过程中手势语能使患者的视觉系统受到信息刺激，加深医务人员对患者所表达的信息记忆。当然手势语的运用要自然，避免机械、僵硬和"张牙舞爪"。

3. 面部表情

人的情绪、情感可通过面部表现出来，因此可以从患者的表情获得病情的重要信息，患者也可以从医生的表情上获得对其对病情的内心感受。在交谈中医务人员不但要会识别患者的面部表情，也要会控制自己的面部表情，并且通过面部表情传达对患者的关爱。"微笑是最美好的语言"。医务人员应当常对患者微笑，当然医务人员的表情也要与病人的感情表达合拍，如病人病情严重，处于疾病的痛苦中，医务人员的表情应该庄重和专注。

4. 目光接触

目光接触是医患双方在行为举止中获取信息的一种最重要渠道。目光接触的次数，接触的时间以及目光接触的部位等，反映出医患双方对彼此的关注和对所交流内容的兴趣。医务人员的目光要与患者目光对视，不要瞅视对方，也不要斜视对方，更不要目光乱扫、游移不定。瞅视给患者感觉医务人员高高在上；斜视给患者感觉轻视他；目光乱扫、游移不定让患者感到心不在焉，也会让女患者误解。医务人员要通过目光接触使患者感受到鼓励和支持，消除患者的拘谨、紧张情绪；要善于从患者目光中得到信息，也要让患者反馈到信息。医患双方都要通过目光接触正确理解双方表达的信息。目光应该体现医务人员的庄重、友善和亲和的内涵。

5. 交谈距离

在交谈中医务人员和患者宜有一定的距离，不宜过分接近，如遇到医务员对患者表示安慰、安抚时，医患之间距离可近些，也不宜太远，一般宜一手臂的距离。

这样的距离可以避免面对面的直视，使医患的目光可以自由的接触和分离，不至于双方有尴尬和压迫感。当然医患双方也会因为受教育程度不同，年龄大小、身份和状况不同而有不同的距离。

6. 衣着装束

医务人员在医疗工作的这个特定的环境中，应该保持工作服的整洁，不宜穿拖鞋、运动鞋等。女医务人员不要浓妆艳抹、珠光宝气。

三、与特殊病人的沟通

(一) 儿童病人的沟通

在与患儿交谈时医生要面带微笑，声音柔和亲切，尽量让他们感到轻松、舒适。儿童一般在父母陪伴下就诊，医护人员应尽量使用儿童能够了解的话语和他们沟通，并通过诱导的方式询问，再结合父母提供的信息，获得正确的资料。儿童好奇、好玩，可以在候诊室准备一些玩具、儿童图书，墙上贴卡通画等，减少儿童的不安和对诊室的恐惧感。在为患儿检查前要不厌其烦地向他们解释，告诉他们将做些什么检查，可能会哪里不舒服，可能会有一点点的疼痛等。要有针对性消除儿童病人的疑虑、恐惧，并给予适度的关爱与鼓励，通过肢体语言给患儿亲切感，如抚摸、拥抱等动作，让患儿感到安全进而积极配合诊疗工作。

(二) 青少年病人的沟通

与青少年沟通交流的原则是建立一种平等和谐的关系，青少年多愿意自主决定，不愿父母陪伴或代其发言，也不愿被当作儿童来看。因此与青少年会谈时，交谈不仅局限于"谈"，除交流外，医生应采取一些措施，主动帮助他们做一些事情或者只专心倾听他们的苦楚，让他们尽量发挥，要适度认同青少年的想法，避免说教式的长篇大论；交谈要注意体态语言的运用；医生最好为其剖析现实状况及最有利于他们的做法，让他们能参与诊疗计划；青少年成长过程中的有些身心问题是高度隐秘的，要注意保密；对青少年因害羞而不愿讲的问题，医生要通过自己的认知及观察来发掘及与他们探讨。

(三) 老年病人的沟通

与老年人交流的原则是充分重视；热情耐心、认真负责；尊重、关心；谈话要恰当控制和引导；善于用体态语言。除疾病外老年人有多方面原因，如家庭方面不受尊重、经济方面困难、心理失落等，加之多重的疾病。因此在沟通时，医生要有同情心和耐心，交谈要认真负责，尊重、关心他们，能够倾听他们的心声，肯定他们，鼓励他们，有些问题必要时反映到家庭、相关部门给予经济上、心理上的支持等。由于老年人器官功能的减退，反应和记忆力降低，医生在会谈中要注意条理化，要多重复，可将重要事项写成文字，提问及处理力求简明。

（四）预后不良病人的沟通

与预后不良的病人（如重度残疾、恶性肿瘤、危急重症、慢性病病人等）沟通时应充分表达同情心，医生要有正向的态度，并以中性的立场为病人谋求最佳的诊治方案。在沟通交流中用语言表达给予他们心理上的支持，激发病人积极的精神状态配合治疗；语言表达上不应给予不切实际的保证，医生要保证将继续帮助他们；对病人悲哀的心情，要给予很好的疏导，尽可能使他们的不良情绪得到排解。

（五）问题病人的沟通

1. 与有疑病症倾向病人的沟通

这种病人有疑病心理倾向，即过分地关心自己的身体状况，总担心自己的身体某部分有病。对这类病人，要认真地排除是否真正患有身体疾病，并且应给予病人适度的支持与关心，在交流中发掘病人成长及日常生活情况，要帮助病人分析原因，告诉病人正视自己在现实生活中遭遇的困难，让病人转变注意力，并指导和教会其调适的方法。

2. 与多重抱怨的病人的沟通

病人主诉从头到脚多系统、多器官的症状，但这些症状都很含糊，主诉症状有时也抱怨生活及工作中等的事件，抱怨治疗无效、症状反复。医生在与之沟通时必须了解其真正原因所在，不只限制在所抱怨的问题方面。多重抱怨的病人多是对生活事件调适不良的结果，因此医生应从解决这些方面的问题入手，通过交流，帮助病人分析原因，采取相应有效的措施。

3. 与充满愤怒的病人的沟通

这类病人往往愤世嫉俗，对任何人和事都有抗拒心理，不遵医嘱，这类病人多因疾病的痛苦折磨导致使人生受到挫折，由于生活压力无处疏解，导致人格异常，因此常常迁怒于医护人员。对这类病人，医生在交流中应以坦诚的态度表达积极的意向，并设法找出病人挫折的原因及生活的压力，并给予疏导。待对方心平气和后，再讨论问题所在，分析病人生气的原因，消除其中的误会，并采取有效措施，在不违反原则的前提下，尽量使病人满意。同时应采取措施去感化病人，使其对自己不良行为有所认识，多予关心、疏导，平息愤怒的情绪。

4. 与依赖性强的病人的沟通

这类病人将自己所有问题的解决都依赖医生，认为医生是万能的，使医生疲于应付导致医患关系恶化。医生在与这类病人交流中，要了解病人的人格特点，并且帮助他们树立信心战胜困难，鼓励他们自己主动解决问题，并帮助其他人解决问题，让他们有成就感，同时有效地、适度地利用其家庭、单位等各种资源条件提供协助，使其获得成功的体验，建立信心、减少依赖。

5. 与自大的病人的沟通

这类病人的言谈举止常常表现出自大，认为自己什么都很内行，有地位、懂得多，通常会威胁利诱医生，提出过多要求。这类病人自大的原因有可能是怕被忽视。医生往往反感这类病人。在沟通时医生应避免正面冲突和争吵，应巧妙地将这种狂妄自大的态度导向积极的方面。

6. 与临终病人的沟通

这类病人多数将不久人世，对疾病的认识经历从不接受到与疾病抗争，随后沮丧到接受死亡等一些痛苦的阶段。医务人员在每阶段都应给予心理上的支持，提供连续性与综合性的服务。在交流中对临终病人要同情、尊敬，并给予对症处理、姑息疗法，尽可能解除病人身体上的疼痛；对于临终病人的问题要诚实回答，按其所能接受的程度说明真实状况；动员其家属、有关服务机构等共同为其提供临终前的关怀。

四、医患沟通的评估

医患沟通的评估也就是衡量医患沟通的成败，主要评估以下 3 方面。

（一）治疗的顺从性

顺从性好，表示医患沟通良好。

（二）关系的持续性

医患之间建立了持续性关系，表示医患沟通成功。

（三）回访的满意度

回访满意，也表示医患沟通的成功。

第三节　全科医疗中的团队合作与沟通

一、团队成员之间的合作与沟通

全科医疗服务是由全科医疗团队共同为个人、家庭及社区提供连续性、持续性的医疗保健服务。全科医疗团队成员的道德人文素质、科学态度和自我发展能力是团队合作与沟通的关键。建立良好的人际关系是团队合作的基础，团队成员彼此需要强有力的沟通才能相互理解、相互支持、信息互补，通过协作解决问题。

（一）全科医疗团队的道德人文素质

全科医疗是以人为本的照顾，全科医生应具有强烈的人文情感和高尚的职业道德。医疗团队的实践者应把人道主义作为第一性，这也是医学的伦理性，是医学人文的显著标志，也是全科医疗的重要内容。全科医生的实践能力不仅体现在疾病的诊疗水平上，还体现在是否能处理好医患关系，能否展开有效的医患沟通上，并且具有创新精神，以及忠于医学事业和爱护患者的品格。

（二）全科医疗团队有良好的人际关系

人类的发展离不开合作，建立良好的人际关系，培养团队精神也是全科医疗的核心技能。和谐的人际关系需要有良好、积极、健康的心态，这样的心态会引导你迈向成功，消极颓丧的心态，会令你一蹶不振。在沟通实践中，尊重他人、积极地询问和倾听是调整心态的最好方法。

（三）全科医疗团队的沟通

"沟通"是个体、科室、单位及与院外团体交换资讯的过程，在全科医疗服务过程中，鼓励多渠道沟通，如成员之间可通过会议、小组讨论、谈话、信息或文档等不同的形式来交换意见、表达看法；当每一位成员均能充分了解并客观地理解信息时就是有效的沟通。团队成员要相互信任，以真诚的态度进行沟通。有时承认自己的不足是一种谦虚和智慧，每个人都有进步的空间，要留给对方发问的时间与机会。

（四）全科医疗团队的责任与目标

1. 全科医疗团队领导者的重要作用

要谋求一个好的发展，团队领导者应率先做出榜样。个人的权威不是来自其职位，而是来自其信誉度，作为团队的核心人物，全局观念是一个团队最基本的生存前提，因此作为团队领导必须具有自信心、自控力和决断力，敢于并善于独立承担责任；要学会高瞻远瞩，用心听取内部意见；鼓励成员进行双向交流，互相尊重，互相包容；管理好人、财、物；协调好医护、医患关系以及与社区、社会各方面的关系。

2. 明确职责权重，强化沟通合作意识

全科医生不是全能医生，个人的力量是有限的，所以医疗团队要以成员的特长、工作性质、工作范围等进行责任和权利分割。要明确职责，各司其职，发挥各自的专科特长，达到技能互补。要相互尊重、相互配合，以积极的工作态度加强沟通交流。在全科医疗服务中，全科护士是医生最好的合作伙伴，他们承担着社区居民健康照顾的全过程，能帮助医生及时发现问题。成功的团队需要认可每个成员所做的贡献，同时认可协作的收益，明确团队职责和义务，最终形成团队成员之间的相互依赖。成员间也要竭尽全力工作，彼此负责，彼此提醒，形成真诚的高效的合作团队。

二、与社区的合作与沟通

目前，我国的社区卫生服务是政府保障居民基本公共卫生服务与基本医疗服务而大力推行的一种基层医疗模式，是坚持卫生服务公益性、落实国家基本医疗服务保障制度和维护健康权利的根本体现。全科医疗是社区卫生服务的最佳服务模式，全科医生是社区卫生服务的主力军，这就决定了全科医疗服务团队与辖区各级政府部门、各级各类医疗保健部（所）将存在着长期的合作关系。

全科医疗服务项目包括诊疗、预防保健、周期性健康检查、心理咨询、医学咨询、健康教育、家庭医疗护理等。团队成员要具有较强的社会工作能力，主动与社区有关行政部门沟通交流，获得政府和相关部门的支持及群众的参与，共同协调完成社区全科医疗服务中的各项工作；组织社区调查，并能利用卫生统计学和流行病学的方法全面评价社区健康情况，制定和实施社区卫生服务计划，为社区内的不同人群提供综合性预防保健服务。居民健康档案是社区卫生服务工作的重要资料来源，建立健全社区居民个人/家庭健康档案，收集基本资料，了解社区的自然环境状况、经济状况、文化教育程度等，有利于全科医疗团队对社区居民开展协调性的综合卫生服务。这些都需要与社区政府或部门建立双方沟通协调、合作的机制，获得政府和相关部门的支持及群众的参与，及时解决合作中遇到的困难，不断提升双方合作层次。

三、与其他卫生服务机构之间的合作与沟通

社区全科医疗服务主要体现在社区患者从首诊治疗、转诊治疗到康复保健阶

段能否接受全科医生对其个体进行持续性的综合协调服务。全科医生的协调作用通常表现在：协调和利用社区内外的医疗和非医疗资源，通过会诊、转诊等协调措施，与各相关科室或医疗卫生机构的医生以及病人家庭等方面合作，共同解决病人的问题，从而确保其获得医疗服务的正确、有效和高质量。

对于社区居民的健康问题，全科医生不仅要对疾病提供首诊诊断，还要对病人的整个医疗照顾进行全方位、全过程的管理；这就要求全科医生必须与相关科室的专科医生协作，与地区上级专科医院、综合医院、上级卫生主管部门等之间保持良好的合作关系。欧美国家和我国社区医疗服务开展得较好的地区，都提倡"首诊制"，全科医疗团队的首诊治疗给病人解决了大部分医疗问题，通过会诊和转诊与其他卫生机构医务人员合作交流，提供详细的转会诊资料，然后再转诊至上级医疗系统，与专科医生和其他医辅人员密切配合使病人得到最佳的治疗，并与有关医院形成有效的双向转诊关系，待病人特定的健康问题解决后，专科医生备齐相关会诊资料再转回社区，全科医生再继续追踪观察其预后情况并给予治疗和康复指导，这就是全科医生的全方位、全过程管理服务。

第十一章　社区慢性病管理

第一节　社区常见慢性病

一、慢性病定义与特点

慢性病是指不构成传染、具有长期积累使患者身体结构与功能出现病理改变，无法彻底治愈，需要长期治疗、护理或特殊康复训练的疾病。慢性病一旦防治不及时，会造成经济、生命等方面巨大的危害。

慢性病一般具有下述特点：①患病率高，而知晓率、治疗率、控制率低；②临床治疗效果较差，预后不好，并发症发病率高、致残率高、死亡率高；③病程迁延持久，是终身性疾病，需要长期管理；④慢性病病因、病情复杂，具有个体化的特点；⑤诊断治疗的费用较高，治疗的成本效益较差，对卫生服务利用的需求高；⑥缺乏特效的治愈手段；⑦潜伏期长，过程缓慢，起病隐蔽，初起无典型的症状或症状不明显；⑧健康损害和社会危害严重。

慢性病发病缓慢、逐渐加重，其病理变化具有退行性、不可逆性，严重者可引起功能障碍而需要长期的治疗、保健和康复，也可能导致死亡。

二、社区主要慢性病及流行病学特点

（一）社区主要慢性病类型

符合上述慢性病特征的疾病主要包括：①心脑血管病，如高血压、冠心病；②恶性肿瘤，如胃癌、肺癌等；③代谢性疾病，如糖尿病；④慢性呼吸系统疾

病，如慢性支气管炎；⑤心理异常和精神病；⑥慢性肝、肾疾病，如肝硬化；⑦其他各种器官的慢性、不可逆性损害。

(二) 慢性病的流行概况

在发达国家或西方国家中，慢性非传染性流行病在总发病率或死亡率中占很大的比例。美国"全国生命统计报告"曾报告前 10 位的死因，按死亡数高低顺序均为心脏病、恶性肿瘤（癌症）、脑血管病、慢性下呼吸道疾病、事故、糖尿病、流感与肺炎、老年痴呆、肾脏疾病和败血症，这 10 类疾病的死亡数在这两年中均占总死亡数的 80%。而其中前 7 类慢性非传染性疾病，就占总死亡数的 71.2%。

我国慢性非传染性疾病发病也呈现上升趋势，现已成为中国的头号健康威胁。

1. 慢性非传染性疾病在总死亡率中占绝大部分

据卫生部统计信息中心统计表明：城市居民前 10 位死因为恶性肿瘤、心脏疾病、脑血管病、呼吸系统疾病、损伤及中毒、内分泌营养和代谢疾病、消化系统疾病、泌尿生殖系统疾病、神经系统疾病、感染性疾病，前 10 位死因合计占死亡总数的 93.14%，城市居民患恶性肿瘤、心脏疾病而致死亡的比例正在逐年增高；农村居民前 10 位死因为脑血管病、恶性肿瘤、心脏疾病、呼吸系统疾病、损伤及中毒、消化系统疾病、内分泌营养和代谢疾病、泌尿生殖系统疾病、感染性疾病、神经系统疾病，前 10 位死因合计占死亡总数的 93.30%；农村居民脑血管病、恶性肿瘤、心脏疾病死亡所占比例也在逐年上升。

卫健委采用 ICD-10 疾病分类标准对部分城乡居民的疾病死因进行统计，显示恶性肿瘤、心脏疾病、脑血管病、呼吸系统疾病等慢性病成为我国居民死亡的主要原因。

2. 发病人数多，发病增长速度较快

由于我国是世界上人口最多的国家，加之慢性非传染性疾病的发病或死亡率在总人口中所占比例高，因此其发病或死亡的绝对数很大。如高血压病现患人数达1亿以上，慢性阻塞性肺病患者2000万，糖尿病患者4000万。每年新发病例：肿瘤160万，脑卒中150万，冠心病75万。

3．主要危险因素的暴露水平不断提高

主要表现在6个方面：①吸烟率与量增加；②食物结构改变；③体力活动减少；④肥胖；⑤城市化趋向；⑥老龄化。

三、全科医疗与慢性病管理的关系

慢性病的管理，是以社区为单位，以社区内影响人们健康的发病率较高的慢性病种为工作对象，通过全科医生采取有计划的指导干预，从而降低该病的致伤、致残率，提高治愈率的一种健康管理方法。慢性病社区管理的实质是全科医生对三级预防工作的具体落实，是以一级预防为主，二、三级预防并重，实现患者管理、高危人群管理和全人群管理相结合，疾病管理与危险因素干预相结合的慢性病综合防治体系。其目的不仅是阻止慢性病的发生，还包括慢性病发生后阻止及延缓其发展，最大限度地减少疾病危害。

在慢性病防治中，全科医生主要负责社区病例管理和疾病的筛查，制定管理规范，掌握病例管理技能，进行综合管理。通过有效合理的随访制度的建立，密切医患关系，提高治疗的依从性，进而提高控制率，提供基本的医疗卫生服务，控制医疗费用。

第二节　社区慢性病管理规范

一、慢性病管理的基本步骤

（一）确定管理对象

患者的发现和检出主要途径有实行门诊35岁以上首诊患者免费测血压；门诊诊疗及双向转诊中发现患者；进行社区卫生调查和专项筛查；周期性健康体

检等。

（二）建档

对确诊的慢性病患者应及时建立健康档案，健康档案的内容除一般性项目外，还应针对慢性病的具体病种设定相应的监测项目。

筛检是指应用简便快速的测试、体格检查或实验室检查等方法，从外表健康的人群中早期发现未被识别的可疑患者或健康缺陷者及高危个体的一项预防措施。通过筛检，能及时发现患者甚至疾病前期的疑似患者，改善预后，提高生存率。

周期性健康检查是根据不同性别，人生各年龄阶段健康危险因素、易患疾病和高死亡原因的差异，设计在不同年龄段应做的健康检查项目，从而为个体积累健康基础信息，发现高危人群、亚健康状态者和早期患者。周期性健康检查因为针对性强，涉及范围较小，故能提高检出率，节省检查费用。它比筛检更具有科学性、系统性和针对性。

（三）随访

慢性病随访的内容包括：了解患者病情，评估治疗情况；了解慢性病治疗的效果，包括非药物治疗和药物治疗的执行情况；相关指标的检查和监测；健康教育和患者自我管理指导；高危人群定期体检，及早发现患者。随访复查计划应根据患者病情个体化，同时要取得亲属及家庭的支持与配合。慢性病随访应由全科医生、社区护士以及健康管理专业人员组成服务团队进行分工负责，以利于随访计划的落实。具体随访方式可采取门诊预约、电话联系、家庭访视、集体座谈等多种形式，保证个体化随访的及时性和连续性。

慢性病随访是对慢性病进行动态管理，根据内容可分为疾病随访和功能随访。疾病随访主要内容是观察慢性病患者的临床表现、治疗措施及效果、预测并发症等。功能随访的主要内容是慢性病患者功能的综合评价。功能是一个多维的概念，包括躯体、情感、认知和社会适应四个方面。对慢性病患者而言，还包括疾病带来的病痛和对躯体健康的满意程度。例如：在慢性病随访中，可以发现不同的人患同一类型的疾病，严重程度、治疗方法、控制措施和并发症都相同，但却可能出现完全不同的功能状况。其中有一些人适应良好，并适当调整工作和生活方式，仍能带病工作；而另一些人因疾病而苦恼不已，不能正常地工作和生活。慢性病患者的功能状况需要通过随访进行评价，为进一步改进康复、医疗、护理措施提供依据，以改善不良的功能状况。

（四）转诊

在慢性病随访中应根据患者的情况及时做好转诊，对慢性病患者中出现下述情况者及时转到相应的上级医疗机构：①需要获得专科、专用设备的诊断治疗；②并发症的出现使诊断和治疗变得复杂化，需要进一步明确诊断和确定治疗方案；③缺乏相应治疗药物；④缺乏实验室或仪器设备检查；⑤出于患者或家属的焦虑或压力，到相应专家处证实全科医生的诊断和治疗方案；⑥借专家之口向不遵医嘱的患者施加权威影响，使其配合治疗。

（五）效果评价

指标防治知识的知晓率、目标人群知识及态度行为的变化率、某病种患病人群并发症的发生率及稳定率等。

1. 过程评估

评估社区健康教育覆盖范围，如广播电视等覆盖面、健康材料的发放范围；评估社区不同目标人群参与相应健康促进活动的比例，以及参与者对活动的满意程度等；指标：慢性病患者管理率（含建档率）、慢性病患者随访率、健康教育覆盖率、社区人群参与率、参与人群满意率等。

2. 效果评估

评估社区人群对慢性病防治知识的知晓程度；评估目标人群对防治的知识、态度和行为的改变。

二、慢性病管理的基本策略

（一）干预

收集和评价患者或高危人群的危险因素状况，确定其主要的可控制危险因素，制订有效预防和控制慢性病发生、发展的健康维护计划。危险因素是指机体内外存在的使疾病发生和死亡概率增加的诱发因素，可分为可控制危险因素和难以控制危险因素，可控制危险因素包括吸烟、酗酒、运动不足、膳食不平衡、心理压力等；难以控制危险因素包括疾病家族史、年龄、性别等。针对可控制危险因素进行干预，可有效预防和减缓生活方式病。

针对慢性病患者和高危个体存在的可控制危险因素，指导其采取相应的健康措施，包括改善生活方式、消除不利于心理和身体健康的行为和习惯等，达到预防和控制慢性病的发病危险。

目前，国际上采用柳叶刀杂志慢性病行动小组和慢性病联盟提倡的五种优先干扰策略是：控烟、减盐、改善膳食和增加身体活动、减少有害饮酒、推广基本药物和技术。五种优先干预策略的成本估算。

（二）教育

社区全体人群健康教育是利用各种渠道（如健康教育画廊、专栏、版报、广播等）在社区全体人群中广泛宣传慢性病防治知识，提高社区广大人群自我保健意识，倡导健康生活方式，旨在预防和控制慢性病的各种危险因素，改变个体和群体的行为、生活方式，降低社区慢性病的发病率和死亡率，提高居民的健康水平和生活质量。

1. 分析社区人群特点、需求和社区资源

通过社区调查摸清本社区疾病的基本情况、人群特点和社区资源，找出本社区的主要公共卫生问题及其影响因素，以及需重点干预的目标人群等。

2. 针对社区人群认知程度，确定健康教育内容，制订社区综合干预计划

通过有计划、有组织、有系统的健康教育，提高居民对慢性病的认识，自愿地采用有利于健康的行为和生活方式。通过改善不良的生活方式和行为，降低疾病危险因素水平，减少慢性疾病的发病率和死亡率，提高居民生活质量。以社区为基础的健康教育是慢性病社区管理必不可少的环节，也是一级预防的有效措施。健康教育不等同于健康信息的传播和卫生宣传，它必须着眼于家庭、社区和政府部门，以保证获得有效支持，从而促进个体、群体和全社会的行为改善。

(三) 根据不同人群特点开展分类健康指导和个性化防治策略

1. 青少年

培养良好的行为习惯，全面素质教育，特别是健康心理的培养，性知识教育，合理营养，加强体育锻炼等。

2. 青壮年

以保护第一生产力要素为出发点，控制环境和行为危险因素，控烟戒烟限酒，减少食盐摄入量，合理膳食，适量运动，消除紧张，避免过度劳累，实施必要的健康监护和健康风险评估。

3. 老年人

及时发现高危人群，加强医学监护，控制吸烟、酗酒，高血压，膳食结构不合理，肥胖等心血管糖尿病高发的危险因素；定期体检、进行防癌普查。

4. 更年期人群

调节劳逸，适当休息，加强营养和体能锻炼，必要时补充性激素。

参考文献

[1]　陈博文. 社区 2 型糖尿病病例管理[M]. 北京:北京大学医学出版社,2008.

[2]　陈博文. 社区高血压病例管理[M]. 北京:北京大学医学出版社,2008.

[3]　崔树起. 全科医学概论[M]. 北京:人民卫生出版社,2007.

[4]　何坪. 社区护理[M]. 2 版. 北京:高等教育出版社,2010.

[5]　李彩娜. 家庭治疗[M]. 北京:中国轻工业出版社,2009.

[6]　梁万年. 全科医学[M]. 北京:高等教育出版社,2004.

[7]　梁万年. 全科医学[M]. 北京:人民卫生出版社,2013.

[8]　梁万年. 全科医学理论与实务[M]. 北京:人民卫生出版社,2012.

[9]　路孝琴. 全科医学导论[M]. 北京:人民卫生出版社,2009.

[10]　吕兆丰,郭爱民. 全科医学概论[M]. 北京:高等教育出版社,2010.

[11]　王家骥. 全科医学基础[M]. 北京:科学出版社,2010.

[12]　徐汉明. 家庭治疗:理论与实践[M]. 北京:人民卫生出版社,2010.

[13]　杨秉辉. 全科医学概论[M]. 3 版. 北京:人民卫生出版社,2008.

[14]　杨文秀,刘爱民. 社区居民健康档案[M]. 北京:北京大学医学出版社,2008.

[15]　曾学军,许文兵. 社区慢性阻塞性肺疾病病例管理[M]. 北京:北京大学医学出版社,2008.